U0335085

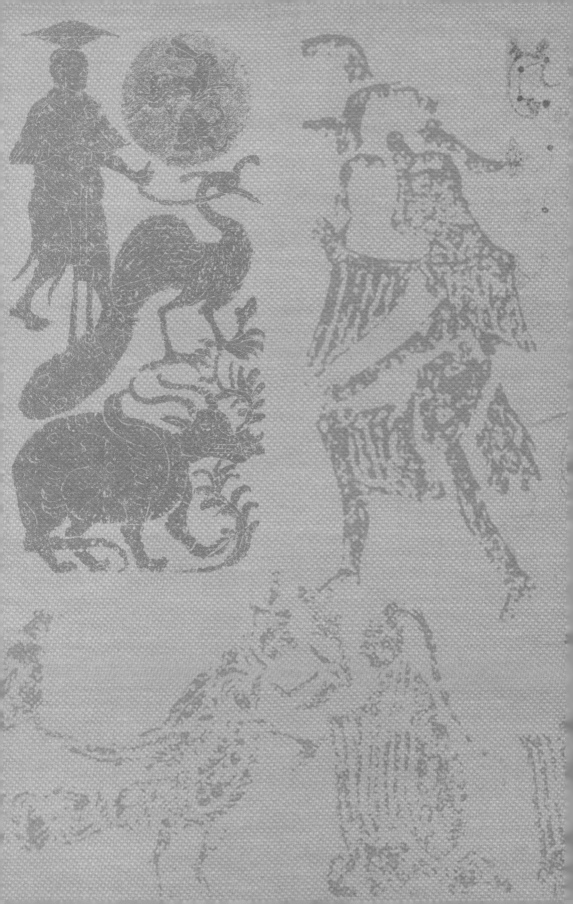

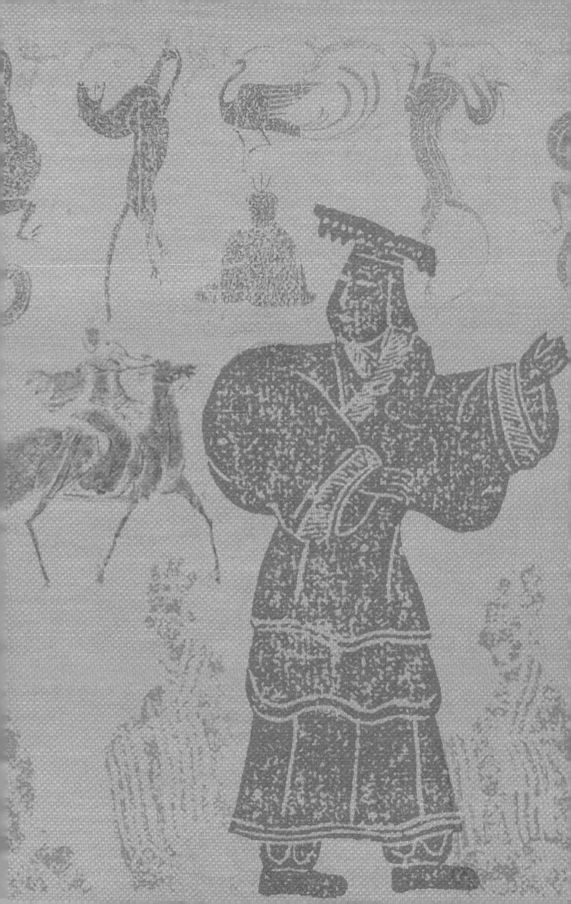

中国古医籍整理丛书

素灵微蕴

清·黄元御 著

杨枝青 校注

中国中医药出版社

·北 京·

图书在版编目（CIP）数据

素灵微蕴／（清）黄元御著；杨枝青校注 . —北京：中国中医药出版社，2015.12（2021.12重印）

（中国古医籍整理丛书）

ISBN 978 - 7 - 5132 - 2918 - 0

Ⅰ . ①素… Ⅱ . ①黄… ②杨… Ⅲ . ①医药 - 中国 - 清代 Ⅳ . ①R22 .

中国版本图书馆 CIP 数据核字（2015）第 271663 号

中 国 中 医 药 出 版 社 出 版

北京经济技术开发区科创十三街31号院二区8号楼

邮政编码 100176

传真 010 64405721

廊坊市祥丰印刷有限公司印刷

各地新华书店经销

*

开本 710×1000 1/16 印张 8.25 字数 59 千字

2015 年 12 月第 1 版 2021 年 12 月第 2 次印刷

书 号 ISBN 978 - 7 - 5132 - 2918 - 0

*

定价 25.00 元

网址 www.cptcm.com

如有印装质量问题请与本社出版部调换（010-64405510）

版权专有 侵权必究

服务热线 010 64405510

购书热线 010 64065415 010 64065413

微信服务号 zgzyycbs

书店网址 csln. net/qksd/

官方微博 http：//e. weibo. com/cptcm

淘宝天猫网址 http：//zgzyycbs. tmall. com

国家中医药管理局
中医药古籍保护与利用能力建设项目
组织工作委员会

主 任 委 员 王国强

副 主 任 委 员 王志勇　李大宁

执 行 主 任 委 员 曹洪欣　苏钢强　王国辰　欧阳兵

执行副主任委员 李　昱　武　东　李秀明　张成博

委　　　员

各省市项目组分管领导和主要专家

（山东省）武继彪　欧阳兵　张成博　贾青顺

（江苏省）吴勉华　周仲瑛　段金廒　胡　烈

（上海市）张怀琼　季　光　严世芸　段逸山

（福建省）阮诗玮　陈立典　李灿东　纪立金

（浙江省）徐伟伟　范永升　柴可群　盛增秀

（陕西省）黄立勋　呼　燕　魏少阳　苏荣彪

（河南省）夏祖昌　刘文第　韩新峰　许敬生

（辽宁省）杨关林　康廷国　石　岩　李德新

（四川省）杨殿兴　梁繁荣　余曙光　张　毅

各项目组负责人

王振国（山东省）　王旭东（江苏省）　张如青（上海市）

李灿东（福建省）　陈勇毅（浙江省）　焦振廉（陕西省）

蔡永敏（河南省）　鞠宝兆（辽宁省）　和中浚（四川省）

项目专家组

顾　问　马继兴　张灿玾　李经纬

组　长　余瀛鳌

成　员　李致忠　钱超尘　段逸山　严世芸　鲁兆麟
　　　　　郑金生　林端宜　欧阳兵　高文柱　柳长华
　　　　　王振国　王旭东　崔　蒙　严季澜　黄龙祥
　　　　　陈勇毅　张志清

项目办公室（组织工作委员会办公室）

主　任　王振国　王思成

副主任　王振宇　刘群峰　陈榕虎　杨振宁　朱毓梅
　　　　　刘更生　华中健

成　员　陈丽娜　邱　岳　王　庆　王　鹏　王春燕
　　　　　郭瑞华　宋咏梅　周　扬　范　磊　张永泰
　　　　　罗海鹰　王　爽　王　捷　贺晓路　熊智波

秘　书　张丰聪

前　言

中医药古籍是传承中华优秀文化的重要载体，也是中医学传承数千年的知识宝库，凝聚着中华民族特有的精神价值、思维方法、生命理论和医疗经验，不仅对于传承中医学术具有重要的历史价值，更是现代中医药科技创新和学术进步的源头和根基。保护和利用好中医药古籍，是弘扬中国优秀传统文化、传承中医学术的必由之路，事关中医药事业发展全局。

1949 年以来，在政府的大力支持和推动下，开展了系统的中医药古籍整理研究。1958 年，国务院科学规划委员会古籍整理出版规划小组在北京成立，负责指导全国的古籍整理出版工作。1982 年，国务院古籍整理出版规划小组召开全国古籍整理出版规划会议，制定了《古籍整理出版规划（1982—1990）》，卫生部先后下达了两批 200 余种中医古籍整理任务，掀起了中医古籍整理研究的新高潮，对中医文化与学术的弘扬、传承和发展，发挥了极其重要的作用，产生了不可估量的深远影响。

2007 年《国务院办公厅关于进一步加强古籍保护工作的意见》明确提出进一步加强古籍整理、出版和研究利用，以及

"保护为主、抢救第一、合理利用、加强管理"的方针。2009年《国务院关于扶持和促进中医药事业发展的若干意见》指出，要"开展中医药古籍普查登记，建立综合信息数据库和珍贵古籍名录，加强整理、出版、研究和利用"。《中医药创新发展规划纲要（2006—2020）》强调继承与创新并重，推动中医药传承与创新发展。

2003~2010年，国家财政多次立项支持中国中医科学院开展针对性中医药古籍抢救保护工作，在中国中医科学院图书馆设立全国唯一的行业古籍保护中心，影印抢救濒危珍本、孤本中医古籍1640余种；整理发布《中国中医古籍总目》；遴选351种孤本收入《中医古籍孤本大全》影印出版；开展了海外中医古籍目录调研和孤本回归工作，收集了11个国家和2个地区137个图书馆的240余种书目，基本摸清流失海外的中医古籍现状，确定国内失传的中医药古籍共有220种，复制出版海外所藏中医药古籍133种。2010年，国家财政部、国家中医药管理局设立"中医药古籍保护与利用能力建设项目"，资助整理400余种中医药古籍，并着眼于加强中医药古籍保护和研究机构建设，培养中医古籍整理研究的后备人才，全面提高中医药古籍保护与利用能力。

在此，国家中医药管理局成立了中医药古籍保护和利用专家组和项目办公室，专家组负责项目指导、咨询、质量把关，项目办公室负责实施过程的统筹协调。专家组成员对古籍整理研究具有丰富的经验，有的专家从事古籍整理研究长达70余年，深知中医药古籍整理研究的重要性、艰巨性与复杂性，履行职责认真务实。专家组从书目确定、版本选择、点校、注释等各方面，为项目实施提供了强有力的专业指导。老一辈专家的学术水平和智慧，是项目成功的重要保证。项目承担单位山东中医药大学、南京中医药大学、上海中医药大学、福建中医药大学、浙江省中医药研究院、陕西省中医药研究院、河南省中医药研究院、辽宁中医药大学、成都中医药大学及所在省市中医药管理部门精心组织，充分发挥区域间互补协作的优势，并得到承担项目出版工作的中国中医药出版社大力配合，全面推进中医药古籍保护与利用网络体系的构建和人才队伍建设，使一批有志于中医学术传承与古籍整理工作的人才凝聚在一起，研究队伍日益壮大，研究水平不断提高。

本着"抢救、保护、发掘、利用"的理念，该项目重点选择近60年未曾出版的重要古医籍，综合考虑所选古籍的保护价值、学术价值和实用价值。400余种中医药古籍涵盖了医经、基础理论、诊法、伤寒金匮、温病、本草、方书、内科、外科、女科、儿科、伤科、眼科、咽喉口齿、针灸推拿、养生、医案医话医论、医史、临证综合等门类，跨越唐、宋、金元、明以迄清末。全部古籍均按照项目办公室组织完成的行业标准《中医古籍整理规范》及《中医药古籍整理细则》进行整理校注，绝大多数中医药古籍是第一次校注出版，一批孤本、稿本、抄本更是首次整理面世。对一些重要学术问题的研究成果，则集中收录于各书的"校注说明"或"校注后记"中。

"既出书又出人"是本项目追求的目标。近年来，中医药古籍整理工作形势严峻，老一辈逐渐退出，新一代普遍存在整理研究古籍的经验不足、专业思想不坚定等问题，使中医古籍整理面临人才流失严重、青黄不接的局面。通过本项目实施，搭建平台，完善机制，培养队伍，提升能力，经过近5年的建设，锻炼了一批优秀人才，老中青三代齐聚一堂，有效地稳定了研究队伍，为中医药古籍整理工作的开展和中医文化与学术的传承提供必备的知识和人才储备。

本项目的实施与《中国古医籍整理丛书》的出版，对于加强中医药古籍文献研究队伍建设、建立古籍研究平台，提高古籍整理水平均具有积极的推动作用，对弘扬我国优秀传统文化，推进中医药继承创新，进一步发挥中医药服务民众的养生保健与防病治病作用将产生深远影响。

第九届、第十届全国人大常委会副委员长许嘉璐先生，国家卫生计生委副主任、国家中医药管理局局长、中华中医药学会会长王国强先生，我国著名医史文献专家、中国中医科学院马继兴先生在百忙之中为丛书作序，我们深表敬意和感谢。

由于参与校注整理工作的人员较多，水平不一，诸多方面尚未臻完善，希望专家、读者不吝赐教。

国家中医药管理局中医药古籍保护与利用能力建设项目办公室

二〇一四年十二月

许 序

"中医"之名立，迄今不逾百年，所以冠以"中"字者，以别于"洋"与"西"也。慎思之，明辨之，斯名之出，无奈耳，或亦时人不甘泯没而特标其犹在之举也。

前此，祖传医术（今世方称为"学"）绵延数千载，救民无数；华夏屡遭时疫，皆仰之以度困厄。中华民族之未如印第安遭染殖民者所携疾病而族灭者，中医之功也。

医兴则国兴，国强则医强。百年运衰，岂但国土肢解，五千年文明亦不得全，非遭泯灭，即蒙冤扭曲。西方医学以其捷便速效，始则为传教之利器，继则以"科学"之冕畅行于中华。中医虽为内外所夹击，斥之为蒙昧，为伪医，然四亿同胞衣食不保，得获西医之益者甚寡，中医犹为人民之所赖。虽然，中国医学日益陵替，乃不可免，势使之然也。呜呼！覆巢之下安有完卵？

嗣后，国家新生，中医旋即得以重振，与西医并举，探寻结合之路。今也，中华诸多文化，自民俗、礼仪、工艺、戏曲、历史、文学，以至伦理、信仰，皆渐复起，中国医学之兴乃属必然。

迄今中医犹为国家医疗系统之辅，城市尤甚。何哉？盖一则西医赖声、光、电技术而于20世纪发展极速，中医则难见其进。二则国人惊羡西医之"立竿见影"，遂以为其事事胜于中医。然西医已自觉将入绝境：其若干医法正负效应相若，甚或负远逾于正；研究医理者，渐知人乃一整体，心、身非如中世纪所认定为二对立物，且人体亦非宇宙之中心，仅为其一小单位，与宇宙万象万物息息相关。认识至此，其已向中国医学之理念"靠拢"矣，虽彼未必知中国医学何如也。唯其不知中国医理何如，纯由其实践而有所悟，益以证中国之认识人体不为伪，亦不为玄虚。然国人知此趋向者，几人？

国医欲再现宋明清高峰，成国中主流医学，则一须继承，一须创新。继承则必深研原典，激清汰浊，复吸纳西医及我藏、蒙、维、回、苗、彝诸民族医术之精华；创新之道，在于今之科技，既用其器，亦参照其道，反思己之医理，审问之，笃行之，深化之，普及之，于普及中认知人体及环境古今之异，以建成当代国医理论。欲达于斯境，或需百年欤？予恐西医既已醒悟，若加力吸收中医精粹，促中医西医深度结合，形成21世纪之新医学，届时"制高点"将在何方？国人于此转折之机，能不忧虑而奋力乎？

予所谓深研之原典，非指一二习见之书、千古权威之作；就医界整体言之，所传所承自应为医籍之全部。盖后世名医所著，乃其秉诸前人所述，总结终生行医用药经验所得，自当已成今世、后世之要籍。

盛世修典，信然。盖典籍得修，方可言传言承。虽前此50余载已启医籍整理、出版之役，惜旋即中辍。阅20载再兴整理、出版之潮，世所罕见之要籍千余部陆续问世，洋洋大观。

今复有"中医药古籍保护与利用能力建设"之工程，集九省市专家，历经五载，董理出版自唐迄清医籍，都400余种，凡中医之基础医理、伤寒、温病及各科诊治、医案医话、推拿本草，俱涵盖之。

噫！璐既知此，能不胜其悦乎？汇集刻印医籍，自古有之，然孰与今世之盛且精也！自今而后，中国医家及患者，得览斯典，当于前人益敬而畏之矣。中华民族之屡经灾难而益蕃，乃至未来之永续，端赖之也，自今以往岂可不后出转精乎？典籍既蜂出矣，余则有望于来者。

谨序。

第九届、十届全国人大常委会副委员长

许嘉璐

二〇一四年冬

王 序

中医学是中华民族在长期生产生活实践中，在与疾病作斗争中逐步形成并不断丰富发展的医学科学，是中国古代科学的瑰宝，为中华民族的繁衍昌盛作出了巨大贡献，对世界文明进步产生了积极影响。时至今日，中医学作为我国医学的特色和重要医药卫生资源，与西医学相互补充、相互促进、协调发展，共同担负着维护和促进人民健康的任务，已成为我国医药卫生事业的重要特征和显著优势。

中医药古籍在存世的中华古籍中占有相当重要的比重，不仅是中医学术传承数千年最为重要的知识载体，也是中医为中华民族繁衍昌盛发挥重要作用的历史见证。中医药典籍不仅承载着中医的学术经验，而且蕴含着中华民族优秀的思想文化，凝聚着中华民族的聪明智慧，是祖先留给我们的宝贵物质财富和精神财富。加强对中医药古籍的保护与利用，既是中医学发展的需要，也是传承中华文化的迫切要求，更是历史赋予我们的责任。

2010 年，国家中医药管理局启动了中医药古籍保护与利用能力建设项目。这既是传承中医药的重要工程，也是弘扬优秀民族文化的重要举措，不仅能够全面推进中医药的有效继承和创新发展，为维护人民健康作出贡献，也能够彰显中华民族的璀璨文化，为实现中华民族伟大复兴的中国梦作出贡献。

相信这项工作一定能造福当今，嘉惠后世，福泽绵长。

国家卫生和计划生育委员会副主任
国家中医药管理局局长
中华中医药学会会长

王国强

二〇一四年十二月

马 序

新中国成立以来，党和国家高度重视中医药事业发展，重视古籍的保护、整理和研究工作。自1958年始，国务院先后成立了三届古籍整理出版规划小组，分别由齐燕铭、李一氓、匡亚明担任组长，主持制定了《整理和出版古籍十年规划（1962—1972）》《古籍整理出版规划（1982—1990）》《中国古籍整理出版十年规划和"八五"计划（1991—2000）》等，而第三次规划中医药古籍整理即纳入其中。1982年9月，卫生部下发《1982—1990年中医古籍整理出版规划》，1983年1月，中医古籍整理出版办公室正式成立，保证了中医古籍整理出版规划的实施。2002年2月，《国家古籍整理出版"十五"（2001—2005）重点规划》经新闻出版署和全国古籍整理出版规划领导小组批准，颁布实施。其后，又陆续制定了国家古籍整理出版"十一五"和"十二五"重点规划。国家财政多次立项支持中国中医科学院开展针对性中医药古籍抢救保护工作，文化部在中国中医科学院图书馆专门设立全国唯一的行业古籍保护中心，国家先后投入中医药古籍保护专项经费超过3000万元，影印抢救濒危珍、善、孤本中医古籍 1640 余种，开展了海外中医古籍目录调研和孤本回归工作。2010 年，国家财政部、国家中医药管理局安排国家公共卫生专项资金，设立了"中医药古籍保护与利用能力建设项目"，这是继 1982～1986 年第一批、第二批重要中医药古籍整理之后的又一次大规模古籍整理工程，重点整理新中国成立后未曾出版的重要古籍，目标是形成并普及规范的通行本、传世本。

为保证项目的顺利实施，项目组特别成立了专家组，承担咨询和技术指导，以及古籍出版之前的审定工作。专家组中的许多成员虽逾古稀之年，但老骥伏枥，孜孜不倦，不仅对项目进行宏观指导和质量把关，更重要的是通过古籍整理，以老带新，言传身教，培养一批中医药古籍整理研究的后备人才，促进了中医药古籍保护和研究机构建设，全面提升了我国中医药古籍保护与利用能力。

作为项目组顾问之一，我深感中医药古籍保护、抢救与整理工作的重要性和紧迫性，也深知传承中医药古籍整理经验任重而道远。令人欣慰的是，在项目实施过程中，我看到了老中青三代的紧密衔接，看到了大家的坚持和努力，看到了年轻一代的成长。相信中医药古籍整理工作的将来会越来越好，中医药学的发展会越来越好。

欣喜之余，以是为序。

中国中医科学院研究员

马继兴

二〇一四年十二月

校注说明

　　《素灵微蕴》为医经类著作。全书共四卷，二十六篇，清代名医黄元御撰于乾隆五年（1740）。黄元御，名玉璐，字元御，一字坤载，号研农，别号玉楸子，山东昌邑人，生于1705年，卒于1758年。黄氏一生著作颇丰，存世医著有《素问悬解》《灵枢悬解》《伤寒悬解》《金匮悬解》《四圣心源》《素灵微蕴》等十一部。其著作大多以谈医理、方意、药理为主，除《素灵微蕴》卷三、卷四外，无相关医案存世。

　　《素灵微蕴》是作者一生研习《素问》《灵枢》之心得体会，前两卷为胎化、藏象、经脉、营卫、脏候、五色、五声、问法、诊法、医方十篇，后两卷为病解十六篇，多附医案研讨，与其他医家论《内经》每多单论医理不同，颇具特色。

　　《素灵微蕴》现存版本十余种，相较而言，上海中医药大学图书馆藏道光十年（1830）闰月宛邻书屋初刻本最为精善，且刊印最早，印刷较精，故以之为底本，以清咸丰二年（1852）壬子小嫏嬛山馆刻本、同治七年（1868）戊辰江夏彭器之《黄氏遗书八种》刻本等为主校本，以清咸丰十年（1860）庚申长沙徐树铭燮和精舍刻《黄氏医书八种》本等为参校本。

　　此次校注具体采用如下方法：

　　1. 采用现代标点方法，对原书进行重新标点。

　　2. 凡原书中的繁体字，均改为规范简化字。

　　3. 凡底本中因刻写致误的明显错别字，予以迳改，不出校。

　　4. 异体字整理的基本原则是予以迳改，不出校。古字，一般改为通行简化字，不出校记，若有特殊情况保留古字，随文出校记，另行说明今字。如"藏府"改"脏腑"，但若属于《内经》原文则不改动。通假字，一律保留，并出校记说明。避讳字，一律改回原字。

5. 原书每卷前有"昌邑黄元御坤载著"字样，今一并删去。

6. 对冷僻字词加以注音和解释。

7. 凡校注中所引用文献，原则上书名均用全称。包括《素问》《灵枢》《难经》在内，一般皆以通行本为准，《素问》所据为郭霭春校注 2010 年贵州教育出版社本，《灵枢》所据为郭霭春校注 2010 年贵州教育出版社本，《难经》所据为高丹枫、王琳校注 2007 年学苑出版社本。

8. 清同治七年（1868）戊辰江夏彭器之刻本，简称"彭本"。清咸丰二年（1852）壬子小嫏嬛山馆刻本，简称"小嫏嬛本"。清咸丰十年（1860）庚申长沙徐树铭燮和精舍刻本，简称"徐本"。

序

  《素灵微蕴》四卷，昌邑黄坤载先生所著也。抉①天人之奥赜②，演阴阳之宰运，阐上圣之微言，扫下士之瞽说③。法必轨理，病无遁情，大而不窊④，细而不越，味别渑淄⑤，气通葭管⑥，以兹况彼，精识略同。美矣！善矣！蔑⑦以加矣！医学蒙昧，于今为甚。脏腑喜恶，阴阳逆顺，罔或措意，诊病则不审其原，处方则不察其变，若乃奇偶佐使之宜，气味制化之理，益懵如⑧也。俗学缪妄，广设方论，伐阳滋阴，数十百年，不可譬晓，以人试药，南北佥⑨同，夭人寿命，良可悼叹。得先生此书，绎其义，通其法，其于治也，庶有瘳乎！

道光九年冬十一月阳湖⑩张琦

 ① 抉（jué 觉）：探究。

 ② 奥赜（zé 责）：指精微的义蕴

 ③ 瞽（gǔ 鼓）说：胡说。瞽，盲人。

 ④ 窊（wā 洼）：低下。

 ⑤ 渑淄（shéng zī 绳资）：渑水与淄水的并称。二水在今山东省。战国时属齐。传说二水相合，齐桓公臣易牙能辨别其味。见《吕氏春秋·精谕》。

 ⑥ 葭（jiā 加）管：亦称"葭律"。古人烧苇膜成灰，置于律管中，放密室内，以占气候。

 ⑦ 蔑（miè 灭）：无。

 ⑧ 懵（měng 猛）如：昏昧不明的样子。

 ⑨ 佥（qiān 千）：全。

 ⑩ 阳湖：即今江苏省常州市武进区。因境内有阳湖而命名。民国初年，阳湖县仍并入武进县。

目 录

卷 一

胎化解

两精相抟①，合而成形。未形之先，爰有祖气②，人以气化而不以精化也。精如果中之仁，气如仁中之生意，仁得土气，生意为芽，芽生而仁腐，故精不能生，所以生人者，精中之气也。

天地之理，动极则静，静极则动，静则阴生，动则阳化，阴生则降，阳化则升。《关尹子》③：无有升而不降，无有降而不升。降者为水，升者为火④。《河图》之数：天一生水，地六成之。此阳之动极而静，一阴生于午也，阴盛则下沉九地而为水，而其生水之根，则在于天。地二生火，天七成之。此阴之静极而动，一阳生于子也，阳盛则上浮九天而为火，而其生火之根，则在于地。天三生木，地八成之。阳自地生，未浮于天而为火，先升于左而为木，得乎天者亲上，阳动而左升，故曰天生。地四生金，天九成之。阴自天生，未沉于地而为水，先降于右而为金，得乎地者亲下，阴静而右降，故曰地生。凡物先生而后成，故以初气生而终气成。天与地旋，相生成者，独阳不能生，独阴不能成也。

知天道则知人道矣。男子应坎，外阴而内阳，女子象离，

---

① 抟（tuán 团）：聚合，此指父母之精聚合。

② 祖气：指胎儿尚未成形之前的气。下文有"阴阳未判，是谓祖气"。

③ 关尹子：道家著作。旧题周尹喜撰，已佚。现存《关尹子》一卷，系五代间方士所依托。

④ 无有升……升者为火：语本《关尹子·二柱》，文字小有出入。

外阳而内阴。男以坎交，女以离应。离中之阴，是为丁火，坎中之阳，是为壬水。阳奇而施，阴偶而承，丁壬妙合，凝蹇①而成。阴阳未判，是谓祖气。气含阴阳，则有清浊。清者浮轻而善动，浊者沉重而善静。动静之交，是曰中皇。中皇运转，阳中之阴，沉静而降，阴中之阳，浮动而升。升则成火，降则成水。水旺则精凝，火旺则神发。火位于南，水位于北。阳之升也，自东而南，在东为木。阳之在东，神未发也，而神之阳魂已具。魂藏于血，升则化神。阴之降也，自西而北，在西为金。阴之在西，精未凝也，而精之阴魄已成。魄藏于气，降而生精。升降之间，黄庭四运②，土中之意在焉，是曰五神。五神既化，爰生五气，以为外卫；产五精，以为内守；结五脏，以为宫城；开五官，以为门户。肾以藏精，开窍于耳，生骨而荣发。心以藏神，开窍于舌，生脉而荣色。肝以藏魂，开窍于目，生筋而荣爪。肺以藏魄，开窍于鼻，生皮而荣毛。脾以藏意，开窍于口，生肉而荣唇，气以煦之，血以濡之，日迁月化，潜滋默长，形完气足，十月而生，乃成为人。

其或男或女者，水火感应先后之不齐也。壬水先来，丁火后至，则阳包阴而为女；丁火先来，壬水后至，则阴包阳而为男。《易》谓乾道成男，坤道成女者，以坤体而得乾爻则成男，以乾体而得坤爻则成女，非秉父气则为男，秉母气则为女也。

生理皆同，而情状殊绝者，气秉之不均也。《灵枢·通天》

---

① 蹇：彭本作"结"。

② 升降之间，黄庭四运：谓中焦脾土升降运化，协调其他四脏。黄庭，古代道家术语，具体理解不一，近代道学大家陈樱宁《黄庭经讲义》说："'黄'乃土色，土位中央居。'庭'乃阶前空地。名为'黄庭'，即表示中空之意。脐内空处，即'黄庭'也。"

分言五态之人：太阴之人，秉水气也；太阳之人，秉火气也；少阴之人，秉金气也；少阳之人，秉木气也；阴阳和平之人，秉土气也。《阴阳二十五人》备言五形之人，是秉五气之全者。一气又分左右，左右又分上下，五行各五，是为二十五人。生人之大凡也。

五行异气，情貌爱别，而人之受气，又有偏完偏实之不一，清浊厚薄之迥异，因而性质运命，高下霄壤。推其原始，总由祖气而分。祖气不同，故精神异其昏明，气血殊其滑涩，五脏五官，以及筋脉骨肉、皮毛爪发，胥有美恶之辨，灵蠢寿夭，富贵贫贱，于此悬别，所谓命禀于生初也。人与天地同气，秉赋既异，乃与天运之否泰①无心而合，此气化自然之妙也。

祖气秉于先天，冲漠②无形，其通塞从违，显而可见者，后天之气也。凡气数之乖蹇，虽机兆未形，而其精神渫越③，见之梦寐，气血郁浊，蒸为虮虱虫蚘，甚至色已明征，神且先告，第昧者不知耳。及其否极病生，疾痛切身，然后能觉，此愚夫之恒情也。《太素》以脉而谈禄命，深有至理，而拘士④非之，以为穷通身外之事，与血气无关，智浅鲜矣。叔皮⑤之论《王命》，萧远⑥之论《运命》，及孝标⑦《辨命》之作，皆言天

---

① 否（pǐ 痞）泰：《易》的两个卦名。否谓不交闭塞；泰谓天地交，万物通。

② 冲漠：恬静虚寂。

③ 渫（xiè 泄）越：发散。

④ 拘士：拘泥固执不知变通的人。

⑤ 叔皮：东汉班彪，字叔皮，东汉光武帝时期人，著名史学家，曾作《王命论》。

⑥ 萧远：李康，字萧远，三国时期魏国人，文学家，曾作《运命论》。

⑦ 孝标：刘峻，字孝标，山东平原人，南朝梁著名文学家，曾作《辨命论》。

运而不言人理，则亦知其略而未睹其原也。

藏象解

太真剖判，离而为两，各有专精，是名阴阳①。清阳升天，浊阴归地，升天成象，降地成形，清则气化，浊则质生。《素问·阴阳应象论》：在天为玄②，在地为化，玄生五③神，化生五味。神在天为风，在地为木；在天为热，在地为火；在天为湿，在地为土；在天为燥，在地为金；在天为寒，在地为水。五气分治，是为五行。

人与天地相参也，感五行之气而生脏腑焉。五脏者，肝、心、脾、肺、肾也。六腑者，胆、胃、大肠、小肠、三焦、膀胱也。脏五而腑六，《灵枢·胀论》：膻中者，心主之宫城也，是为心包，合为六脏。脏为阴，腑为阳，阴阳相合，则为表里。肝者，将军之官，谋虑出焉，肝合胆，胆者，中正之腑，木也。心者，君主之官，神明出焉，心合小肠，小肠者，受盛之腑，火也。脾者，仓廪之官，五味出焉，脾合胃，胃者，五谷之腑，土也。肺者，相傅之官，治节出焉，肺合大肠，大肠者，传道之腑，金也。肾者，作强之官，伎巧出焉，肾合膀胱，膀胱者，津液之腑，水也。膻中者，臣使之官，喜乐出焉，膻中合三焦，三焦者，决渎之腑，相火也。三焦亦合于肾，而别为孤腑，以三焦水道所出，肾为水脏，故并领之。《灵枢·本输》：少阳属

---

① 太真……阴阳：语本《子华子·阳城胥渠问》。太真，原始混沌之气。

② 玄：原作"元"，乃避清康熙帝之名讳，《素问》本作"玄"，今回改，下同。

③ 五：《素问·阴阳应象大论》无。尊重原文，故留之。

肾，肾上连肺，故将两脏。三焦者，中渎之腑也，水道出焉，属膀胱，是孤之腑也。

肝位于东，其气风，其志怒，其音角，其液泣，其声呼，其色青，其臭臊，其味酸。心位于南，其气热，其志喜，其音徵，其液汗，其声笑，其色赤，其臭焦，其味苦。脾位于中，其气湿，其志思，其音宫，其液涎，其声歌，其色黄，其臭香，其味甘。肺位于西，其气燥，其志悲，其音商，其液涕，其声哭，其色白，其臭腥，其味辛。肾位于北，其气寒，其志恐，其音羽，其液唾，其声呻，其色黑，其臭腐，其味咸。《四十九难》①：肝主色，自入为青，入心为赤，入脾为黄，入肺为白，入肾为黑。心主臭，自入为焦，入脾为香，入肺为腥，入肾为腐，入肝为臊。脾主味，自入为甘，入肺为辛，入肾为咸，入肝为酸，入心为苦。肺主声，自入为哭，入肾为呻，入肝为呼，入心为笑②，入脾为歌。肾主液，自入为唾，入肝为泣，入心为汗，入脾为涎，入肺为涕。《关尹子》：木茂故华为五色，火飞故达为五臭，土和故滋为五味，金坚故实为五声，水潜故蕴为五精也③。

肝气司生，其时应春，其性为暄，其化为荣，其政为散，其令宣发，其变摧拉，其合筋，其荣爪也。心气司长，其时应夏，其性为暑，其化为茂，其政为明，其令郁蒸，其变炎铄，其合脉，其荣色也。脾气司化，其时应长夏，其性静兼，其化为盈，其政为谧，其令云雨，其变动注，其合肉，其荣唇也。肺气主收，其时应秋，其性为凉，其化为敛，其政为劲，其令雾露，其变肃杀，其合皮，其荣毛也。肾气司藏，其时应冬，

---

① 四十九难：指《难经·四十九难》，下同。
② 笑：《难经·四十九难》作"言"。
③ 关尹子……五精也：语本《关尹子·八筹》，语序稍有不同。

其性为凛，其化为肃，其政为静，其令闭塞，其变凝烈，其合骨，其荣发也。

五脏者，所以藏精神魂魄者也。《灵枢·本神》：肝藏血，血舍魂，心藏脉，脉舍神，脾藏营，营舍意，肺藏气，气舍魄，肾藏精，精舍志。五脏皆有神而藏之于心，五脏皆有精而藏之于肾。神为阳而精为阴，土居阴阳之交。魂者自阴而之阳，阳盛则生神，魄者自阳而之阴，阴盛则生精。血，阴也，而其中有阳，得木气之散，则阳升而气化。气，阳也，而其中有阴，得金气之收，则阴降而质结。盖阴浊则有质，阳清则有气。将结此质而质之魄先生，将化此气而气之魂先见。气之虚灵者，则为神，质之静凝者，则为精，神清而明，精浊而暗。古人以升魂为贵，降魄为贱，缘魂向阳而魄向阴也。物生于春夏而死于秋冬，人之大凡，阳盛则壮，阴盛则老，及其死也，神魂去而精魄存，气虽亡而质仍在也，于此可悟阴阳之贵贱矣。

五行之理，相生以气，非相生以质，《谭子》① 所谓形不灵而气灵也。地之木火土金水者，五行之质也，天之风火燥湿寒者，五行之气也。天气盛于东南，地气盛于西北，东南者，生长之位，西北者，收藏之位。阳主生长，阴主收藏，阳生于东而长于南，阴收于西而藏于北。阳之方生则为春，三阳在上，故春之气温，既长则为夏，六阳在上，故夏之气热，阴之方收则为秋，三阴在上，故秋之气凉，既藏则为冬，六阴在上，故冬之气寒。天气一日而四周，将寒则凉，将热则温，故寒生东方之温，温生南方之热，热生中央之湿，湿生西方之凉，凉生

---

① 谭子：道教著作。亦称《化书》《齐丘子》，五代谭峭撰。以下所引"形不灵而气灵"语本该书《道化·神道》。

北方之寒。其相生全是气化，非木之质生火，火之质生土，土之质生金，金之质生水，水之质生木也，成质则不能生矣。相克者，制其太过也。木气过散，则土不坚，故敛之以收气；火气过炎，则金不肃，故聚之以藏气；土气过湿，则水不升，故散之以风气；金气过收，则木不达，故温之以热气；水气过润，则火不降，故燥之以土气。水升则火降，火降则金肃，金肃则木荣，木荣则土燥，土燥则水升。相生则无不及，相克则无太过，生则见变化之妙，克则见制伏之巧，亦克以气而不克以质也。前人据五行形质而论生克，逝其远矣。

《尚书·洪范》：木曰曲直，金曰从革，火曰炎上，水曰润下，土爰稼穑，此五行之性也。曲直作酸，炎上作苦，从革作辛，稼穑作甘，润下作咸，此五行之味也。盖水宜浮而火宜沉，木宜升而金宜降，土居中皇，是为四象转运之机。润下者，水气之不浮也，炎上者，火气之不沉也。直则木升，曲者，木气之不升也。从则金降，革者，金气之不降也。甘者，稼穑之正位，平则不见，不平则见，甘味之见者，土气之不运也。五气堙郁，而后五味以生，五脏乃病。升水木而降火金，其权在土，土气不运，则四维莫转，此五味郁生之原也。善乎！《庚桑子》① 之言：草郁则为腐，树郁则为蠹，人郁则为病。阳性动而阴性止，动则运而止则郁，阳盛而生病者，千百之一，阴盛而生病者，尽人皆是，此凡物之大情也。

五脏开窍于五官，《子华子》②：心之气为离，其神为朱鸟，

---

① 庚桑子：道家著作。相传为老聃弟子庚桑子（或称亢仓子、亢桑子）所撰。以下引文语本《庚桑子·君道》。

② 子华子：春秋时期晋国人，姓程，名本，字子华，撰有《子华子》十卷，思想接近道家。以下引文语本《子华子·北宫意问》。

其窍通于舌。肾之气为坎，其神为玄龟，其窍通于耳。肝之气为震，其神为苍龙，其窍通于目。肺之气为兑，其神为伏虎，其窍通于鼻。脾之气为戊己，其神为凤皇，其窍通于口。故脾肾心肝肺百官之司，口舌鼻耳目五官之候。《灵枢·脉度》：五脏常内阅于上七窍也，肝气通于目，肝和则目能辨五色矣；心气通于舌，心和则舌能知五味矣；脾气通于口，脾和则口能知五谷矣；肺气通于鼻，肺和则鼻能知①臭香矣；肾气通于耳，肾和则耳能闻五音矣。

五脏，阴也；五官，阳也。阳升于阴，阴降于阳。头上七窍，位为纯阳。阴性重浊，阳性清虚，清虚之极，神明出焉。五神发露，则开七窍。七窍者，神气之所游行而出入也。壮则阳旺而神清，浊阴沉降，故七窍灵通；老则阳衰而神散，浊阴填凑，故七窍晦塞。

六腑者，所以受水谷而行化物者也。水谷入胃，脾气消磨，渣滓下传，精微上奉，化为雾气，归之于肺。肺司气而主皮毛，将此雾气，由脏而经，由经而络，由络而播宣皮腠，熏肤充身泽毛，是谓六经之气。雾气降洒，化而为水，津液精血，于是生焉。阴性亲内，自皮而络，自络而经，自经而归趋脏腑。津入于肺，液入于心，血入于肝，精入于肾，是谓五脏之精。阳根于阴，故生于内而盛于外；阴根于阳，故生于外而盛于内。五脏之部，心位于上，肾位于下，肝位于左，肺位于右，脾位于中。谷气为阳，升于心肺，谷精为阴，入于肾肝。肾为纯阴，阴极则阳生，心为纯阳，阳极则阴生，故上亦有精而下亦有气。下之气，阳之根也；上之精，阴之根也。

---

① 知：《灵枢·脉度》作"和"。

饮入于胃，脾阳蒸动，化为云雾，而上升于肺，是为肺气。肺气清降，化而为水，游溢经络，表里皆周。天暑衣厚，腠理开发，则外泄而为汗，天寒衣薄，腠理闭塞，则下行而为溺。膀胱者，水之壑也。三焦之火，随膀胱太阳之经下行而司水道。下焦之火秘，则膀胱清利而水道通；下焦之火泄，则膀胱热涩而水道闭。火泄脾虚，不能蒸水化气，则水谷并趋二肠，而成泄利。泄利之家，膀胱热涩而脾肾寒滑，全因相火之泄陷也。《灵枢·营卫生会》：上焦如雾，中焦如沤，下焦如渎。水性流下，下焦之水独盛，故如渎；气性亲上，上焦之气独盛，故如雾；中焦气水之交，故如沤。譬之如釜，火炎水沸，上则热气之升腾，雾也；中则泡波之起灭，沤也；下则釜底之水，渎也。

《列子》：属天者，清而散；属地者，浊而聚。① 腑禀天气，故泄而不藏，脏禀地气，故藏而不泻。《五脏别论》②：五脏者，藏精气而不泄也，故满而不能实；六腑者，传化物而不藏也，故实而不能满。阴阳互根，五脏阴也，而阳神藏焉，非五脏之藏，则阳神飞矣；六腑阳也，而阴精化焉，非六腑之化，则阴精竭矣。盖阴以吸阳，故神不上脱；阳以煦阴，故精不下流。阳盛之处而一阴已生，阴盛之处而一阳已化，故阳自至阴之位而升之，使阴不下走，阴自至阳之位而降之，使阳不上越。上下相包，阴平阳秘，是以难老。阴在内，阳之守也，阳在外，阴之卫③也。阴能守则阳秘于内，阳能卫则阴固于外。阳如珠玉，阴如蚌璞，含珠于蚌，完玉以璞，而昧者不知，弃珠玉而珍蚌

---

① 列子……浊而聚：语本《列子·天瑞》。

② 五脏别论：《素问》篇名。其后还有类似只标篇名不标书名的情况，多出自《素问》《灵枢》，不再一一出注。

③ 卫：语本《素问·阴阳应象大论》，原作"使"。

璞，是之谓倒置之民矣。

经脉解

六脏六腑，是生十二经。经气内根于脏腑，外络于肢节。其浮气之不循经者，为卫气；其精气行于经者，为营气。《灵枢·决气》：壅遏营气，令无所避，是谓脉。脏脉为阴，腑脉为阳。脾、肾、肝、胆、胃、膀胱经行于足，是谓足之三阴三阳；肺、心、心包、三焦、大肠、小肠经行于手，是谓手之三阴三阳。脾肺之经，太阴；心肾之经，少阴；肝与心包之经，厥阴；胆与三焦之经，少阳；胃与大肠之经，阳明；膀胱小肠之经，太阳。太阳与少阴为表里，阳明与太阴为表里，少阳与厥阴为表里。手经与手配，足经与足配。经络回环，运行不息也。

《灵枢·经脉》：肺手太阴之脉，起于中焦，下络大肠，还循胃口，上膈，属肺，从肺系横出腋下，下行臑内，行少阴心主之前，下肘中①，循臂内，上骨下廉，入寸口，上鱼，循鱼际，出大指之端。其支者，从腕后循次指内廉，出其端。大肠手阳明之脉，起于次指之端，循指上廉，出合谷两骨之间，上入两筋之间，循臂上廉，入肘外廉，上臑外前廉，上肩，出髃骨之前廉，上出于柱骨之会上，下入缺盆，络肺，下膈，属大肠。其支者，从缺盆上颈，贯颊，下入齿中，还出挟口，交人中，左之右，右之左，上挟鼻孔。

胃足阳明之脉，起于鼻之交頞②中，旁纳太阳之脉，下循鼻外，入上③齿中，还出挟口，环唇，下交承浆，却从颐后下廉

---

① 中：原作"下"，据《灵枢·经脉》改。
② 頞：原作"额"，据《灵枢·经脉》改。
③ 上：原作"下"，据《灵枢·经脉》改。

出大迎，循颊车，上耳前，过客主人，循发际，至额颅。其支者，从大迎前下人迎，循喉咙，入缺盆，下膈，属胃，络脾。其直者，从缺盆下乳内廉，下挟脐，入气街中。其支者，起于胃口，下循腹里，下至气街中而合，以下髀关，抵伏兔，下膝膑中，下循胫外廉，入足跗，入中指内间。其支者，下廉三寸而别，下入中指外间。其支者，别跗上，入大指间，出其端。脾足太阴之脉，起于大指之端，循指内侧白肉际，过核骨后，上内踝前廉，上腨内，循胫骨后，交出厥阴之前，上膝骨内前廉，入腹，属脾，络胃，上膈，挟咽，连舌本，散舌下。其支者，复从胃别上膈，注心中。

心手少阴之脉，起于心中，出属心系，下膈，络小肠。其支者，从心系上挟咽，系目系。其直者，复从心系却上肺，下出腋下，下循臑内后廉，行太阴心主之后，下肘内，循臂内后廉，抵掌后锐骨之端，入掌内后廉，循小指之内，出其端。小肠手太阳之脉，起于小指之端，循手外侧，上腕，出踝中，直上循臂骨下①廉，出肘内侧两筋之间，上循臑外后廉，出肩解，绕肩胛，交肩上，入缺盆，络心，循咽，下膈，抵胃，属小肠。其支者，从缺盆循颈，上颊，至目锐眦，却入耳中。其支者，别颊，上䪼②，抵鼻，至目内眦，斜络于颧。

膀胱足太阳之脉，起于目内眦，上额，交巅。其支者，从巅至耳上角。其直者，从巅入③络脑，还出别下项，循肩髆内，挟脊，抵腰中，入循膂，络肾，属膀胱。其支者，从腰中下挟脊，贯臀，入腘中。其支者，从髆内左右，别下，贯胛，挟脊

---

① 下：原作"外"，据《灵枢·经脉》改。
② 䪼（zhuō 桌）：眼眶下缘骨。
③ 入：原作"别"，据《灵枢·经脉》改。

内，过髀枢，循髀外，从后廉下合腘中，以下贯腨内，出外踝之后，循京骨，至小指外侧。

肾足少阴之脉，起于小指之下，斜趋足心，出于然谷①之下，循内踝之后，别入跟中，以上腨内，出腘内廉，上股内后廉，贯脊，属肾，络膀胱。其直者，从肾上贯肝膈，入肺中，循喉咙，挟舌本，其支者，从肺出络心，注胸中。

心主手厥阴心包络之脉，起于胸中，出属心包络，下膈，历络三焦。其支者，循胸，出胁，下腋三寸，上抵腋下，循臑内，行太阴少阴之间，入肘中，下臂，行两筋之间，入掌中，循中指，出其端。其支者，别掌中，出名指之端。

三焦手少阳之脉，起于名指之端，上出两指之间，循手表腕，出臂外两骨之间，上贯肘，循臑外，上肩，交出足少阳之后，入缺盆，布膻中，散络心包，下膈，属三焦。其支者，从膻中上出缺盆。上项，挟耳后直上，出耳上角，以屈下颊，至𬱟。其支者，从耳后入耳中，出走耳前，过客主人前，交颊，至目锐眦。

胆足少阳之脉，起于目锐眦，上抵头角，下耳后，循颈，行手少阳之前，至肩上，却交出手少阳之后，入缺盆。其支者，从耳后入耳中，出走耳前，至目锐眦后。其支者，别锐眦，下大迎，合于手少阳，抵于𬱟。下加颊车，下颈，合缺盆，以下胸中，贯膈，络肝，属胆，循胁里，出气街，绕毛际，横入髀厌中。其直者，从缺盆下腋，循胸，过季胁，下合髀厌中，以下循髀阳，出膝外廉，下外辅骨之前，直下抵绝骨之端，下出外踝之前，循足跗上，入名指之间。其支者，别跗上，循大指歧②骨内，

出其端①，还贯爪甲，出三毛。肝足厥阴之脉，起于大指丛毛之际，上循足跗上廉，去内踝一寸，上踝八寸，交出太阴之后，上腘内廉，循股阴，入毛中，过阴器，抵少腹，挟胃，属肝，络胆，上贯膈，布胁肋，循喉咙之后，上入颃颡，连目系，上出额，与督脉会于巅。其支者，复从肝别贯膈，上注肺。其支者，从目系下颊里，环唇内。此经脉之起止，即营气之行次也。

阳经在表，阴经在里。太阳居外，皮毛之分也，次则阳明，次则少阳，次则太阴，次则少阴，次则厥阴，近于骨矣。阳经则属腑络脏，阴经则属脏络腑。足之阴经行于股里，阳经行于股外，手之阴经行于臂里，阳经行于臂外。阴经之次，太阴在前，厥阴在中，少阴在后；阳经之次，阳明在前，少阳在中，太阳在后。手之阴经自胸走手，阳经自手走头；足之阳经自头走足，阴经自足走胸。手三阳自手走头，足三阳自头走足，皆行于颈项而会于督之大椎。

颈脉之次，任行于前，督行于后，俱在中央，足阳明在任脉之次，二次手阳明，三次手太阳，四次足少阳，五次手少阳，六次足太阳，七次则项之中央，下连脊骨，督脉之部也。

在项之脉，任督各一，其余左右各二，合二十四经。

足经之部，太阳少阴行身之背，阳明太阴行身之前，少阳厥阴行身之侧。除足太阳外，阴阳皆会于宗筋。

手经悉行于手，惟手少阳并足太阳而下行，出腘中，贯腨②肠，而入外踝。

脏腑之募皆在前，散见诸脉，而腧则在后，发于太阳之一

---

① 端：原作"间"，据《灵枢·经脉》改。

② 腨（shuàn涮）：原作"踹"，据小嬛嬛本、彭本及《灵枢·经脉》改。腨，又称"腓"，小腿肚。

经。以人身前阴而后阳，故太阳为诸阳之主，脏腑之阳，以类相从，而发见于背膂也。

手之阳经则升，阴经则降；足之阳经则降，阴经则升。手之三阳，阳中之太阳也，皆升。手之三阴，阳中之少阴也，皆降。足之三阳，阴中之少阳也，皆降。足之三阴，阴中之太阴也，皆升。盖手足阴阳，浊中之清者，则从下而升，清中之浊者，则从上而降。《太阴阳明论》：阴气从足上行至头，而下行循臂至指端，阳气从手上行至头，而下行至足。阳病者，上行极而下；阴病者，下行极而上。以阴极则阳生，阳极则阴生。凡物之理，穷则反，终则始①也。

阳受气于四末，故四肢为诸阳之本。然阳升于手而降于足，阴升于足而降于手。升为初气，降为终气，则阳盛于手而阴盛于足，故手巧而足拙，以阳性轻捷而阴性迟重故也。

五脏开窍于五官，清阳由经脉而升也。经脉之中，清者升而浊者降。《灵枢·阴阳清浊》：其清者上走空窍，浊者下行诸经。清气升则孔窍灵，故能辨声色，别臭味。阳性热，阴性寒，阴阳平者，下反温而上反清，以阳降而化浊阴，阴升而化清阳故也。

手足之经，阴阳各三，是谓六气。手少阴以君火主令，足少阴水也，从火化气而为热。足太阳以寒水主令，手太阳火也，从水化气而为寒。足厥阴以风木主令，手厥阴火也，从母化气而为风。手少阳以相火主令，足少阳木也，从子化气而为暑。足太阴以湿土主令，手太阴金也，从母化气而为湿。手阳明以燥金主令，足阳明土也，从子化气而为燥。

---

① 穷则反终则始：语出《庄子·杂篇·则阳》。

经别者，正经之别行者也。营于脉中，直道而行则为正，内则脏腑。表里之经，相为络属。及本经之支派他交者，则为别。详见《灵枢·经别》。

经筋者，十二经之筋也。起于各经，分道而行。所行之道，多与经脉相同，独足之三阴，始同终异。而其结聚，则在四肢溪谷之间，以诸筋皆属于节也。肝主筋而荣爪，故十二经筋皆始自爪甲而结于腕踝，聚于肘膝，会于肩髀，联属肌肉，维络颈项，裹缠头面。大筋为纲，小筋为维，阳筋则刚，阴筋则柔，约束百骸，而会于宗筋，故《痿论》：宗筋主束骨而利机关也。详见《灵枢·经筋》。

奇经者，督、任、冲、带、阳跷、阴跷、阳维、阴维也。《二十八难》：督脉者，起于下极之俞，并于脊里，上至风府，入属于脑。任脉者，起于中极之下，以上毛际，循腹里，上关元，至咽喉，上颐，循面，入目，络舌①。冲脉者，起于气冲，并足阳明之经②，挟脐而上，至胸中而散。带脉者，起于季胁，回身一周。阳跷者，起于跟中，循外踝上行，入风池。阴跷者，亦起于跟中，循内踝上行，至咽喉③，交贯冲脉。阳维、阴维者，维络于身，阳维起于诸阳会，阴维起于诸阴交也。凡此八脉者，经脉之络也。经盛则入络，络脉满溢，不拘于经，内溉脏腑，外濡腠理。譬之圣人图设沟渠，通利水道，天雨降下，沟渠满溢，霶霈妄行，流于深湖，圣人不能复图也。经脉隆盛，入于八脉，而不环周，故八脉溢蓄，别道自行诸经，不能复拘也。

---

① 上颐……络舌：《难经·二十八难》无此八字，疑衍。
② 并足阳明之经：原作"并足少阴"，据《难经·二十八难》改。
③ 至咽喉：原脱，据《难经·二十八难》补。

任、督、冲三脉一源，同起于会阴。督则循背而行身后，为诸阳之纲。任则循腹而行身前，为诸阴之领。冲则挟脐上行，为诸经之海。督行于后，而亦行于前。《骨空论》：督脉起于少腹，以下骨中央，女子①入系廷孔，其孔，溺孔之端也。其络循阴器，合篡间，别绕臀，至少阴与巨阳中络者，合少阴，上股内后廉，贯脊，属肾，与太阳起于目内眦，上额，交巅，入络脑，还出别下项，循肩髆内，挟脊，抵腰中，入循膂，络肾。其少腹直上者，贯脐中央，上贯心，入喉，上颐，环唇，上系两目之下中央，是督脉之前行也。盖任督本一脉，以前后而异名耳。冲行于上，而亦行于下。《灵枢·动输》：冲脉者，十二经之海也，与少阴之大络起于肾下，出于气街，循阴股内廉，邪入腘中，循京骨内廉，并少阴之经，下入内踝之后，入足下。其别者，邪入踝，出属跗上，入大指之间，注诸络，以温足胫，是冲脉之下行也。

阳跷、阳维者，足太阳之别；阴跷、阴维者，足少阴之别。阳跷主左右之阳，阴跷主左右之阴，阳维主一身之表，阴维主一身之里。带则横束一身之脉者也。

别络者，诸经别出之大络也。《灵枢·经脉②》：手太阴之别，名曰列缺，起于腕上分间，并太阴经，直入掌，散入于鱼际。手少阴之别，名曰通里，去腕一寸半，别而上行，循经入于心中，系舌本，属目系。手心主之别，名曰内关，去腕二寸，出于两筋之间，循经以上，系于心包络心系。手太阳之别，名曰支正，上腕五寸，内注少阴。其别者，上走肘，络肩髃。手

---

① 女子：原脱，诸本皆同，据《素问·骨空论》补。
② 经脉：原误作"经别"，据《灵枢》篇名改。

阳明之别，名曰偏历，去腕三寸，别入太阴。其别者，上循臂，乘肩髃，上曲颊偏①齿。其别者，入耳，合于宗脉。手少阳之别，名曰外关，去腕二寸，外绕臂，注胸中，合心主。足太阳之别，名曰飞扬，去踝七寸，别走少阴。足少阳之别，名曰光明，去踝五寸，别走厥阴，下络足跗。足阳明之别，名曰丰隆，去踝八寸，别走太阴。其别者，循胫骨外廉，上络头项，合诸经之气，下络喉嗌。足太阴之别，名曰公孙，去本节之后一寸，别走阳明。其别者，入络肠胃。足少阴之别，名曰大钟，当踝后绕跟，别走太阳。其别者，并经上走于心包，下外贯腰脊。足厥阴之别，名曰蠡沟，去内踝五寸，别走少阳。其别者，循胫上睾，结于茎。任脉之别，名曰尾翳，下鸠尾，散于腹。督脉之别，名曰长强，挟膂，散头上，下当肩胛左右，别走太阳，入贯膂。脾之大络，名曰大包，出渊液下三寸，布胸胁。此十五络也。《素问·平人气象论》：胃之大络，名曰虚里，贯膈，络肺，出于左乳下，其动应衣，脉宗②气也。此又胃之一大络也。诸经之络各一，而脾胃之络则二，以脾胃者，诸经之本故也。

经脉为里，支而横者为络，络之别者为孙，孙络三百六十五，此外丝分而缕析焉，巧历③不能得矣。

经脉十二，左右二十四，奇经八脉，左右十四，别络十六，左右三十，共六十八脉，相随而上下。阴脉营其脏，阳脉营其腑，区处条别，不相紊乱已。

---

① 偏：原作"遍"，诸本同，据《灵枢·经脉》改。
② 脉宗：原作"宗脉"，诸本同，据《素问·平人气象论》改。
③ 巧历：精通历算者。

营卫解

　　人受气于谷,谷入于胃,以传于肺,精华氤氲,而生气血。其清者为营,浊者为卫,营行脉中,卫行脉外,一日一夜,周身五十。

　　脉中之血,其名曰营,血中之气,是曰营气,营气在脉,随宗气而行。谷精之化营气,其大气之抟而不行者,积于胸中,命曰宗气。宗气者,所以贯心肺而行呼吸。营气之行,以息往来。盖血之动,气鼓之也。人一呼脉再动,一吸脉再动,呼吸定息,脉五动,闰以太息,脉六动。一动脉行一寸,六动脉行六寸。《灵枢·脉度》:手之六阳,从手至头,长五尺,五六三丈。手之六阴,从手至胸中,三尺五寸,三六一丈八尺,五六三尺,合二丈一尺。足之六阳,从足至头,八尺,六八四丈八尺。足之六阴,从足至胸中,六尺五寸,六六三丈六尺,五六三尺,合三丈九尺。跷脉从足至目,七尺五寸,二七一丈四尺,二五一尺,合一丈五尺。督脉、任脉,各四尺五寸,二四八尺,二五一尺,合九尺。凡都合一十六丈二尺,此气之大经隧也。

　　平人,一日一夜一万三千五百息,上下、左右、前后二十八脉,以应二十八宿。周天二十八宿,宿三十六分,一日之度,一千八分。漏水下百刻,以分昼夜,每刻一百三十五息。一息气行六寸,十息气行六尺,一百三十五息,人气半周于身,脉行八丈一尺,下水一刻,日行十分。二百七十息,气行十六丈二尺,是谓一周,下水二刻,日行二十五分。五百四十息,人气再周于身,脉行三十二丈四尺,下水四刻,日行四十分。二千七百息,人气十周于身,脉行一百六十二丈,下水二十刻,日行五宿二十分。一万三千五百息,人气五十营于身,脉行八百一十丈，水下百刻，日行二十八宿，一千八分。

营气之行，常于平旦寅时，从手太阴之寸口始，以肺主气而朝百脉也。自手之太阴阳明，注足之阳明太阴，手之少阴太阳，注足之太阳少阴，手之厥阴少阳，注足之少阳厥阴，即经脉之行次也，终于两跷督任。周而复始，阴阳相贯，如环无端。昼夜五十周毕，明日寅时，又会于气口。此营气之度也。

卫气者，不随宗气，而自行于脉外，昼行阳经二十五周，夜行阴脏二十五周。其行于阳也，常于平旦寅时从足太阳之睛明始。睛明者，目之内眦。《灵枢·卫气行》：平旦阴尽，阳气出于目，目张则气上行于头，循项下足太阳，循背下①，至小指之端。其散者，别于目内眦，下手太阳，至小指之端。其散者，别于目锐眦，下足少阳，至小指次指之端，以上循手少阳之分，侧下至小②指之端。别者，至耳前，合于颔脉，注足阳明，下至跗上，入五指之间③。其散者，从耳下下手阳明，入次指之端，其至于足也，入足心，出内踝，下足少阴。阴跷者，足少阴之别，属于目内眦，自阴跷而复合于目，交于足太阳之睛明。是谓一周。

岁有十二月，日有十二辰，子午为经，卯酉为纬。日行二十八宿，而一面七星，四七二十八星。房昴为纬，虚张为经。房至毕为阳，昴至心为阴，阳主昼，阴主夜。夜半为阴陇，鸡鸣而阴衰，平旦阴尽，而阳受气矣，日中为阳陇，日西而阳衰，日入阳尽，而阴受气矣。

太阴主内，太阳主外，卫气至阳而起，至阴而止，各行二

---

① 循背下：原文脱，据《灵枢·卫气行》补。
② 小：原作"名"，据《灵枢·卫气行》改。
③ 五指之间：原作"中指之端"，据《灵枢·卫气行》改。

十五度，分为昼夜。日行一舍，人气行一周于身与十分身①之八。日行二舍，人气行三周于身与十分身之六。日行三舍，人气行②五周于身与十分身之四。日行四舍，人气行③七周于身与十分身之二。日行五舍，人气行于身九周。日行六舍，人气行于身十周与十分身之八。日行七舍，人气行于身十二周与十分身之六。日行十四舍，人气二十五周于身与十分之身之二，阳尽于阴，阴受气矣。

其入于阴也，常从足少阴注于肾，肾注于心，心注于肺，肺注于肝，肝注于脾，脾复注于肾，为一周。夜行一舍，人气行于阴脏一周与十分脏之八。夜行十四舍，人气行于阴脏二十五周与十分脏之二，从肾至少阴之经，而复合于目④。

阴阳一日一夜，各行二十五周而有奇分，在身得十分身之二，在脏得十分脏之二，合得十分之四。从房至毕十四舍，水下五十刻，日行半度，卫气出于阳则寤；从昴至心十四舍，水下五十刻，卫气入于阴则寐。人之所以卧起之时有早晏者，奇分不尽数也。此卫气之度也。

《三十难》言：营卫相随。盖相随之义，如日月之度，虽不同道，而并行不悖也。营自起于宗气，卫自起于睛明，营则阴阳相间，卫则夜阴昼阳。起止不同，道路各异，非同行于一经之谓也。

脏候解

人秉五气，是生脏腑。受气不同，脏腑亦别，强弱殊质，

---

① 身：原脱，诸本同，据《灵枢·卫气行》补。

② 行：原脱，诸本同，据《灵枢·卫气行》补。

③ 行：原脱，诸本同，据《灵枢·卫气行》补。

④ 目：原作"脉"，据小嫏嬛本、彭本及《灵枢·卫气行》改。

邪正异性，感而生病，千变不一。脏腑幽深，人不能见，而相形察色，可以外候也。《灵枢·本脏》：五脏①者，所以参天地而副阴阳，运四时而化五节。五脏固②有小大、高下、坚脆、端正、偏倾，六腑亦有小大、长短、厚薄、结直、缓急，吉凶善恶之殊，由此分焉。

　　心小则脏安，邪弗能伤，易伤以忧，大则忧不能伤，易伤于邪。高则满于肺中，悗而善忘，难开以言，下则易伤于寒，易恐于言。坚则脏安守固，脆则善病消瘅、热中。端正则和利难伤，偏倾则操持不一，无守司也。肺小则脏安少饮，不病喘喝，大则多饮，善病胸痹、喉痹、逆气。高则上气肩息咳，下则居贲迫肺③，善胁下痛。坚则不病咳上气，脆则善病消瘅易伤。端正则和利难伤，偏倾则胸偏痛也。肝小则脏安，无胁下之病，大则逼胃迫咽，苦膈中，且胁下痛。高则上支贲切，胁悗为息贲，下则逼胃，胁下空而易受邪。坚则脏安难伤，脆则善病消瘅易伤。端正则和利难伤，偏倾则胁下痛也。脾小则脏安，难伤于邪，大则苦凑眇而痛，不能疾行。高则眇引季胁而痛，下则下加于大肠，而脏苦受邪。坚则脏安难伤，脆则善病消瘅易伤。端正则和利难伤，偏倾则善满善胀也。肾小则脏安难伤，大则善病腰痛，不可以俯仰，易伤以邪。高则苦背膂痛，不可以俯仰，下则腰尻痛，不可以俯仰，为狐疝。坚则不病腰背痛，脆则善病消瘅易伤。端正则和利难伤，偏倾则苦腰尻痛也。凡此二十五变者，人之所以苦常病④也。

---

① 五脏：原作"脏腑"，诸本同，据《灵枢·本脏》改。
② 固：原作"因"，诸本同，据《灵枢·本脏》改。
③ 肺：诸本同，《太素》卷六《五脏命分》作"肝"。
④ 苦常病：原作"强弱不同"，诸本同，据《灵枢·本脏》改。

赤色小理者心小，粗理者心大。无髑骬①者心高，髑骬小短举者心下。髑骬长者心下坚，髑骬弱小以薄者心脆。髑骬直下不举者心端正，髑骬倚一方者心偏倾也。白色小理者肺小，粗理者肺大。巨肩反膺陷喉者肺高，合腋张胁者肺下。好肩背厚者肺坚，肩背薄者肺脆。背膺厚者肺端正，胁偏疏者肺偏倾也。青色小理者肝小，粗理者肝大。广胸②反骹③者肝高，合胁兔骹者肝下，胸胁好者肝坚，胁骨弱者肝脆。膺腹好相得者肝端正，胁骨偏举者肝偏倾也。黄色小理者脾小，粗理者脾大。揭唇者脾高，唇下纵者脾下。唇坚者脾坚，唇大而不坚者脾脆。唇上下好者脾端正，唇偏举者脾偏倾也。黑色小理者肾小，粗理者肾大。高耳者肾高，耳后陷者肾下。耳坚者肾坚，耳薄不坚者肾脆。耳好前居牙车者肾端正，耳偏高④者肾偏倾也。

五脏皆小者，少病，苦焦心，大愁忧；皆大者，缓于事，难使以忧；皆高者，好高举措；皆下者，好出人下；皆坚者，无病；皆脆，不离于病；皆端正者，和利得人心；皆偏倾者，邪心而善盗，不可以为人，平反覆言语也。

六腑之应，肺合大肠，大肠者，皮其应也。心合小肠，小肠者，脉其应也。肝合胆，胆者，筋其应也。脾合胃，胃者，肉其应也。肾合三焦膀胱，三焦膀胱者，腠理毫毛其应也。肺应皮，皮厚者大肠厚，皮薄者大肠薄，皮缓腹裹大者大肠大而长，皮急者大肠急而短。皮滑者大肠直，皮肉不相离者大肠结也。心应脉，皮厚者脉厚，脉厚者小肠厚；皮薄者脉薄，脉薄

---

① 髑骬（hé yú 曷于）：即胸骨剑突。

② 胸：原作"膺"，诸本同，据《灵枢·本脏》改。

③ 骹（qiāo 敲）：肋骨同胸骨与胸椎下部相交处。

④ 高：原作"倾"，诸本同，据《灵枢·本脏》改。

者小肠薄。皮缓者脉缓，小肠大而长，皮薄而脉冲小者，小肠小而短。诸①阳经脉皆多纡屈者，小肠结也。脾应肉，肉䐃②坚大者胃厚，肉䐃么者胃薄。肉䐃小而么者胃不坚；肉䐃不称身者胃下，胃下者下管约不利，肉䐃不坚者胃缓，肉䐃无小裹③累者胃急。肉䐃多小裹累者胃结，胃结者上管④约不利也。肝应爪，爪厚色黄者胆厚，爪薄色红者胆薄。爪坚色青者胆急，爪濡色赤者胆缓。爪直色白无约者胆直，爪恶青黑多纹者胆结也。肾应骨，密理厚皮者三焦膀胱厚，粗理薄皮者三焦膀胱薄。疏腠理者三焦膀胱缓，皮急而无豪⑤毛者三焦膀胱急，豪毛美而粗者三焦膀胱直，稀豪毛者三焦膀胱结也。

《灵枢·师传》：五脏者，心为之主，缺盆为之道，骷骨⑥有余，以候䯏骬。肺为之盖，巨肩陷喉，候见其外。肝者主为将，使之候外，欲知坚固⑦，视目小大。脾者主为卫，使之迎粮，视唇舌好恶，以知吉凶。肾者主为外，使之远听，视耳好恶，以知其性。六腑者，胃为之海，广颅、大颈、张胸，五谷乃容；鼻隧以长，以候大肠；唇厚、人中长，以候小肠。目下裹大，其胆乃横；鼻孔在外，膀胱漏泄；鼻柱中央起，三焦乃约。此五脏六腑之外候也。凡官骸美恶，胥禀脏气，生死寿夭，不外乎此。

① 诸：原脱，据《灵枢·本脏》补。
② 䐃（jiǒng 窘）：肌肉之突起部分。
③ 裹：原作"理"，据《灵枢·本脏》改，《太素》卷六《脏腑应候》此处作"裹"。
④ 管：原作"脘"，据《灵枢·本脏》改。
⑤ 豪：通"毫"。
⑥ 骷（kuò 括）骨：肩端骨。
⑦ 固：原作"脆"，据《灵枢·师传》改。

《灵枢·五色》：明堂者，鼻也；阙者，眉间也；庭者，颜也；蕃者，颊侧也；蔽者，耳门也。五官之位，其间欲方正①，去之十步，皆见于外，如是者，寿必中百岁。故五官以辨，阙庭以张，明堂广大，蕃蔽见外，方壁高基，引垂居外，寿考之征也。若五官不辨，阙庭不张，小其明堂，蕃蔽不见，又卑墙基，墙下无基，垂角去外，如是者，虽平常殆，加之以疾，百不一生也。

《灵枢·天年》：五脏坚固，血脉和调，肌肉解利，皮肤致密，营卫之行，不失其常，呼吸微徐，气以度行，六腑化谷，津液布扬，各如其常，故能长久。使道隧以长，墙基高以方，通调营卫，三部三里，起骨高肉满，百岁乃得终。五脏不坚，使道不长，空外以张，喘息暴疾，又卑墙基，薄脉少血，其肉不石，故中寿而尽也。

《灵枢·寿夭刚柔》：形与气相任则寿，不相任则夭。皮与肉相果则寿，不相果则夭。形充而皮肤缓者则寿，急者则夭。形充而颧不起者骨小，骨小则夭。形充而䐃肉坚者肉坚，肉坚则寿；䐃肉不坚者肉脆，肉脆则夭。墙基卑，高不及其地者，不满三十而死，其有因加疾者，不及二十而死也。平人而气胜形者寿；病而形肉脱，气胜形者死，形胜气者危②矣。此即官骸以测寿夭之法也。

经脉十二，根于脏腑，而一身毛发，又秉经气而生，观之可以知血气之盛少焉。《灵枢·阴阳二十五人》：足三阳之上者，皆行于头。阳明之经，其荣髯也；少阳之经，其荣须也；

---

① 正：原作"大"，据《灵枢·五色》改。
② 危：原作"微"，据《灵枢·寿夭刚柔》改。

太阳之经，其荣眉也。血气盛则美而长，血气少则恶而短。三经之下者，皆循阴器而行于足。阳明之血气盛，则下毛美长，血气少则无毛，足指少肉而善寒。少阳之血气盛，则胫毛美长，外踝毛坚而厚。太阳之血气盛，则跟肉满而踵坚，血气少则跟瘦而善转筋。手三阳之上者，亦行于头。阳明之经，其荣髭也；少阳之经，其荣眉也；太阳之经，其荣须也。血气盛则美而长，血气少则恶而短。三经之下者，皆循臂臑①而行于手，血气盛而掌肉充满而温，血气少则掌瘦以寒。阳明之血气盛，则腋下之毛美。少阳之血气少，则手瘦而多脉。知皮毛则知经脉，知经脉则知脏腑，表里一气，内外合符，察微洞幽，不逾迹象，此亦精义入神之事也。

---

① 臑：原作"胕"，诸本同，据手三阳经循行部位改。

卷　二

五色解

上工望而知之，中工问而知之，下工切而知之。《六十一难》：望而知之谓之神，闻而知之谓之圣，问而知之谓之工，切而知之谓之巧。神圣工巧，优劣悬殊，故四诊之中，首推望色。

《四十九难》：肝主色，自入为青，入心为赤，入脾为黄，入肺为白，入肾为黑。五色者，五脏之气所发，故五脏在中，上结五官，外现五色。肝官于目，心官于舌，脾官于口，肺官于鼻，肾官于耳。病生五脏，则色现五官。《灵枢·五阅五使》：肝病者眦青，心病者舌卷①短颧赤，脾病者唇黄，肺病者喘息鼻张，肾病者颧与颜黑。《灵枢·五色》：青黑为痛，黄赤为热，白为寒。

五官之中，尤重明堂。明堂骨高以起，平以直，润泽以清，真色以致，病色不见，则五脏安和，壮盛无疾。骨陷色夭，则五脏不安，诸病乃作。不第五脏，凡六腑、四肢、百节，病则色征于面，按部而发。《灵枢·五色》：五脏次于中央，六腑挟其两侧，首面上于阙庭，王宫在于下极。庭者，首面也。阙上者，咽喉也。阙中者，肺也。下极者，心也。直下者，肝也。肝左者，胆也。下者，脾也。方上者，胃也。中央者，大肠也。挟大肠者，肾也。当肾者，脐也。面王以上者，小肠也。面王以下者，膀胱子处也。此脏腑之现于面部者也。颧者，肩也。颧后者，臂也。臂下者，手也。目内眦上者，膺乳也。挟绳而

---

① 卷：原脱，据《灵枢·五阅五使》补。

上者，背也。循牙车以下者，股也。中央者，膝也。膝以下者，胫也。当胫以下者，足也。巨分者，股里也。巨屈者，膝膑也。此肢节之现于面部者也。

左右殊方，男女异位。浮泽为外，沉浊为内，察其浮沉，以知浅深，察其泽夭，以观成败，察其散抟，以知远近。视色上下，以知病处，其色上行者，病益甚；其色下行，如云彻散者，病方已。色从外走内者，病从外走内；色从内走外者，病从内走外。其相乘制也，肾乘心，心先病，肾为应。他皆如是也。

《素问·玉机真脏论》：形气相得，谓之可治；色泽以浮，谓之易已；形气相失，谓之难治；色夭不泽，谓之难已。《三部九候论》：五脏已败，其色必①夭，夭必②死矣。《灵枢·本神》：心怵惕思虑则伤神，神伤则恐惧自失，破䐃脱肉，毛悴色夭，死于冬。脾忧愁③而不解则伤意，意伤则悗乱，四肢不举，毛悴色夭，死于春。肝悲哀动中则伤魂，魂伤则狂妄不精，阴缩而挛筋④，两胁⑤骨不举，毛悴色夭，死于秋。肺喜乐无极则伤魄，魄伤则狂，意不存人，皮革焦，毛悴色夭，死于夏。肾盛怒⑥而不止则伤志，志伤则喜忘其前言，腰脊不可以俯仰屈伸⑦，毛悴色夭，死于季夏。

五脏之外，兼审经脉。《诊要经终论》：太阳之脉，其终也，

---

① 必：原作“不”，据《素问·三部九候论》改。
② 必：原作“则”，据《素问·三部九候论》改。
③ 忧愁：原作“盛怒”，据《灵枢·本神》改。
④ 挛筋：原作“筋挛”，据《灵枢·本神》乙转。
⑤ 两胁：原作“筋”，据《灵枢·本神》改。
⑥ 盛怒：原作“忧愁”，据《灵枢·本神》改。
⑦ 屈伸：原脱，据《灵枢·本神》补。

戴眼，反折瘛疭，其色白，绝汗乃出，出则死矣。少阳终者，耳聋①，百节皆纵，目𫍲绝系，绝系一日半死，其死也，色先青白，乃死矣。阳明终者，口目动作，善惊，妄言，色黄，其上下之经盛而不行，则终矣。少阴终者，面黑，齿长而垢，腹胀闭，上下不通而终矣。太阴终者，腹胀闭不得息，善噫善呕，呕则逆，逆则面赤，不逆则上下不通，面黑，皮毛焦而终矣。厥阴终者，中热嗌干，善溺心烦，甚则舌卷，卵上缩而终矣。此十二经之所败②也。

《灵枢·经脉》：手太阴气绝则皮毛焦，太阴者行气温于皮毛，皮毛焦则津液去，皮节伤，爪枯毛折，毛折者，毛先死，丙笃丁死，火胜金也。手少阴气绝则脉不通，脉不通则血不流，血不流则色不泽，其面黑如漆柴者，血先死，壬笃癸死，水胜火也。足太阴气绝则脉不荣其唇舌，唇舌者，肌肉之本也，脉不荣则肌肉软却，舌萎人中满，人中满则唇反，唇反者肉先死，甲笃乙死，木胜土也。足少阴气绝则骨枯，少阴者，伏行而濡于骨髓，骨髓不濡，则肉不着骨，骨肉不相亲，则肉软而却，故齿长而垢，发无润泽，发无润泽者，骨先死，戊笃己死，土胜水也。足厥阴气绝则筋绝，筋者聚于阴器，而络于舌本，脉弗荣则筋急，引卵与舌，唇青舌卷卵缩，则筋先死，庚笃辛死，金胜木也。五阴气俱绝则目系转，转则目运，目运者志先死，志先死则远一日半死矣。六阳气俱绝，则阴与阳相离，离则腠理发泄，绝汗乃出，大如贯珠，转出不流，旦占夕死，夕占旦死矣。

---

① 耳聋：原脱，据《素问·诊要经终论》补。
② 所败：原作"终"。据《素问·诊要经终论》改。

经脉之外，兼察络脉。经脉十二者，伏行分肉之间，深而不见，其常见者，足①太阴过外踝之上，无所隐故也。诸脉之浮而常见者，皆络脉也。凡诊络脉，青则寒且痛，赤则有热。胃中寒，手鱼之络多青矣，胃中有热，鱼际络赤；其暴黑者，留久痹也；其有赤有黑有青者，寒热气也；其青短者，少气也。《灵枢·论疾诊尺》：耳间青脉起者，掣痛。《平人气象论》：臂多青脉，曰脱血。《经络论》：经有常色而络无常变也，阴络之色应其经②，阳络之色变无常，随四时而行也。寒多则凝涩，凝涩则青黑，热多则淖泽，淖泽则黄赤也。

经脉之外，兼观眸子。《脉要精微论》：精明五色者，气之华也。赤欲如白裹珠③，不欲如赭；白欲如鹅羽，不欲如盐；青欲如苍璧之泽，不欲如蓝；黄欲如罗裹雄黄，不欲如黄土；黑欲如重漆色，不欲如地苍。夫精明者，所以视万物④，别白黑，审⑤长短。以白为黑，以长为短，如是则精衰，精衰则神败，寿命不久矣。《三部九候论》：目匡⑥陷者死，神败故也。《五脏生成论》：凡相五色之奇脉，面黄目青，面黄目赤，面黄目白，面黄目黑者，皆不死也。面青目赤，面赤目白，面青目黑，面黑目白，面赤目青，皆死也。《论疾诊尺》：目赤色者病在心，白在肺，青在肝，黄在脾，黑在肾。黄色不可名者，病在胸中。诊目痛，赤脉从上下者，太阳病；从下上者，阳明病；从外走内者，少阳病。诊寒热瘰疬，赤脉上下至瞳子，见一脉

---

① 足：原作"手"，据《灵枢·经脉》改。
② 经：原作"理"，据《素问·经络论》改。
③ 珠：通"朱"。红色。《素问·脉要精微论》作"朱"。
④ 视万物：原脱，据《素问·脉要精微论》补。
⑤ 审：原作"观"，据《素问·脉要精微论》改。
⑥ 匡：《素问·三部九候论》作"内"。

一岁死，见一脉半一岁半死，见二脉二岁死，见二脉半二岁半死，见三脉三岁死。《四时气》曰：观其色，察其目，知其散复者，视其目色，以知病之存亡也。

盖色者，脏腑经络之外荣，一病见则一色应。《素问·评热病论》：诸有水气①者，微肿先见于目下也。《灵枢·水胀》：水始起也，目窠上微肿，如新卧起之状；腹胀身皆大，大与肤胀等也。《论疾诊尺》：身②痛而色微黄，齿垢黄，爪甲上黄，黄疸也。《灵枢·五色》：男子色在于面王，为小腹痛，下为卵痛，其圜直为茎痛，高为本，下为首。女子色见于面王，为膀胱子处之病，散为痛，抟为聚。赤色见于颧，大如拇指，病虽小愈，必卒死。黑色出于庭，大如拇指，必不病而卒死。大要以浮泽为生，沉夭为死。《五脏生成论》：青如翠羽者生，赤如鸡冠者生，黄如蟹腹者生，白如豕膏者生，黑如乌羽者生，此五色之见生也。青如草兹者死，赤如衃血者死，黄如枳实者死，黑如炲者死，白如枯骨者死，此五色之见死也。凡精神之舒惨③，气血之通塞，无不征之于色，病色一见，则上工一望而知。子长谓越人饮上池而见五脏④，非解者之言矣。

五声解

《素问·三部九候论》：五色微诊，可以目察，五脏相音，可以意识。声者，气之所发，气者，肺之所司，《关尹子》金坚

---

① 气：原脱，据《素问·评热病论》补。
② 身：原作"目"，据《灵枢·论疾诊尺》改。
③ 舒惨：此谓好坏。
④ 子长……五脏：典出司马迁《史记·扁鹊仓公列传》。司马迁，字子长。

故实为五声也。《六节藏象论》：五气入鼻，藏于心肺，上使五色修明，音声能彰。《五脏别论》：心肺有病，鼻为之不利。《灵枢·本神》：肺气虚则鼻塞不利，少气，实则喘喝，胸盈仰息。

故肺病则见之于气，气病则见之于声。然五脏皆有气，则五脏皆有声。气司于肺，而传于五脏，则为五气，发于五脏，则为五音。闻声而五音以辨，则五脏攸分矣。

《四十九难》：肺主声，入肝为呼，入心为言，入脾为歌，入肾为呻，自入为哭。盖人秉五气，而生五脏，五气所发，是谓五声。肝秉木气，在音为角，在志为怒，在声为呼。心秉火气，在音为徵，在志为喜，在声为笑。脾秉土气，在音为宫，在志为忧，在声为歌。肺秉金气，在音为商，在志为悲，在声为哭。肾秉水气，在音为羽，在志为恐，在声为呻。

《宣明五气论》：五气所病，心为噫，肺为咳，肝为语，脾为吞，肾为欠为嚏，胃为气逆，为哕为恐。《灵枢·经脉》：足阳明病则洒洒恶寒，苦呻数欠。足太阴病则呕，胃脘痛，腹胀善噫。足少阴病则饥不欲食，咳唾则有血，喝喝而喘。足少阳病则口①苦，善太息，面微有尘，体无膏泽。《阴阳别论》：二阳一阴发病，主惊骇，背痛，善噫，善②欠，名曰风厥。《灵枢·口问》：寒气客于胃，厥逆上下散，复出于胃，故为噫。卫气昼行于阳，夜行于阴，行阳则寤，行阴则寐。阳者主上，阴者主下，阴气积于下，阳气未尽，阳引而上，阴引而下，阴阳相引，故数欠。阳气和利，满于心，出于鼻，故为嚏。谷入于

---

① 口：原作"舌"，据《灵枢·经脉》改。

② 善：原作"若"，据《素问·阴阳别论》改。

胃，胃气上注于肺，今有故寒气与新谷气俱还入于胃，新故相乱，真邪相攻，气并相逆，复出于胃，故为哕。阴气盛而阳气虚，阴气疾而阳气徐，故为唏。忧思则心系急，心系急则气道约，约则不利，故太息以伸出之。呻者，肾之声也，而亦见于足阳明者，水胜而侮土也。噫者，脾之声也，而亦见于手少阴者，子病则传母也。《素问·脉解》：太阴所谓上走心而噫者，阴盛而上走于阳明，阳明络属心，故上走心为噫也。

喘咳者，肺之声也，而亦见于足少阴者，子病而累母也。二阳者，手足阳明，一阴者，手足^①厥阴也。肝胆主惊，此则土金木火发病皆主惊骇者，手之阳明则金胜木，足之阳明则木胜土，手之厥阴则子传母也。欠者，肾之声也，水灭火则见于手厥阴，侮土则见于足阳明，传子则见于足厥阴，传母则见于手阳明也。而诸声之中，莫重于哕。《素问·三部九候论》：若有七诊之病，其脉候亦败者，死矣，必发哕噫。《宝命全形论》：弦绝者，其音嘶败，木敷者，其叶发，病深者，其声哕。

凡声不离气，气之方升而未升则其声怒，气之方降而未降则其声悲，气之已降则其声恐，气之已升则其声喜。气壮则声宏，气怯则声细，气塞则沉郁而不扬，气散则浮飘而不归，气滑利则流畅而敏给，气结滞则梗涩而迟发。阳气盛则清而长，阴气盛则浊而促。《阴阳应象论》：视喘息，听声音，而知所苦。良工闻声而知病者，以气寓于声也。

然气也，而神传之矣。《灵枢·忧恚无言》：咽喉者，水谷之道也。喉咙者，气之所以上下也。会厌者，音声之户也。口唇者，音声之扇也。舌者，音声之机也。悬雍者，音声之关也。

---

① 足：从上下文意看，疑为"之"之误。

颃颡者，分气之所泄也。横骨者，神气所使，主发舌者也。厌小而薄，则发气疾，其①开阖利，其出气易②，厌大而厚，则开阖难，其出气迟。而气之所以迟疾，则神之所使也。

《脉要精微论》：五脏者，中之守也。中盛脏满，声如从室中言，是中气之湿也。言而微，终日乃复言者，此夺气也。衣被不敛，言语善恶不避亲疏者，此神明之乱也。

得守者生，失守者死，故阳虚而见谵言，百无一生，神败故也。古之言音者，于铎鼓琴瑟无情之物，而情达焉。聪者审音知其情状而悉其善恶，以声通乎气而气通于神也。况人以神气之激荡发为五声，较之丝竹金石更近自然。陆士衡③《文赋》：思涉乐，其必笑，方言哀，而已叹。《邓析子》④：体痛者，口不能不呼，心悦者，颜不能不笑。《庄子》：强哭者，虽悲不衰，强亲者，虽笑不和⑤。故语可伪也，而声不可伪。神气之默喻也。由五声而知五气，由五气而测五神。《谭子》所谓语不灵而声灵也。

问法解

《灵枢·师传》：临病人问所便。中热⑥消瘅则便寒，寒中之属则便热。用居四诊之一，中工用药，寒热不失，全凭此法。

---

① 其：原脱，据《灵枢·忧恚无言》补。
② 易：原作"疾"，据《灵枢·忧恚无言》改。
③ 陆士衡：陆机，字士衡，吴郡吴县（今江苏省苏州）人，西晋著名文学家、书法家。《文赋》是其代表作之一。
④ 邓析子：《汉书·艺文志》名家著录，今本多采撷道家之言，疑为晋人托名之作。
⑤ 庄子……虽笑不和：语见《庄子·杂篇·渔父》。
⑥ 热：原作"暑"，据《灵枢·师传》改。

药之寒热，一违病人所便，则药下而病增矣。但寒热有上下，病人所便，自有正反。凡上热下寒，口嗜寒冷，及其入腹而痛满泄利者，便于上而不便于下也。从其上之便而违其下之不便，是为庸工。

其寒热之上下，厥有外候，胃中热则消谷，令人悬心善饥，脐以上皮热，肠中热则出黄如糜①，脐以下皮寒②。胃中寒则腹胀，肠中寒则肠鸣飧泄。胃中寒，肠中热，则胀而且③泄。胃中热，肠中寒，则疾饥，小腹痛胀，飧泄。《灵枢·论疾诊尺》：肘所独热者，腰以上热。手所独热者，腰以下热。肘前独热者，膺前热，肘后独热者，肩背热。臂中独热者，腰腹热。掌中热者，腹中热。掌中寒者，腹中寒。

凡身热而肢寒者，土败阳亏，不能行气于四肢也。头热而足寒者，土败火泄，不能下蛰于癸水也。朝凉而暮热者，日夕阴盛而阳气不藏也。发热而恶寒者，表闭经郁而阳气不达也。阳郁不发，则生外寒，外寒者，容有内热；阳泄不归，则生外热，外热者，多有内寒。此脏腑寒热之外候也。

问其身上之寒热，问其饮食所便之寒热，参之则无微不彰矣。饮食者，脏腑所消受也。脾以湿土主令，胃从燥金化气，燥湿均平，则脾升而善消，胃降而善受。食而不饥者，能受不能消也，饥④而不食者，能消不能受也。喜吞干燥者，水旺而土湿也，嗜啖滋润者，火盛而土燥也。食宿不能化者，太阴之湿增也，食停而不消者，阳明之燥减也。早食而困倦者，阳衰

---

① 糜：原作"麋"，据《灵枢·师传》改。

② 寒：原作"热"，据《灵枢·师传》改。

③ 且：原作"不"，据《灵枢·师传》改。

④ 饥：原作"饮"，据小嬛嬛本、彭本及上下文意改。

而湿旺也；晚饭而胀满者，阴盛而燥虚也。水谷下咽而胸膈壅塞者，胃逆而不降也；饮食入胃而脐腹郁闷者，脾陷而不升也。胃逆而甲木上遏，则胸胁生痛；脾陷而乙木下抑，则脐肋作痛。甲木刑胃则生呕吐，呕吐者，胃逆而不受也；乙木贼脾则生泄利，泄利者，脾陷而不消也。

水之难化，较甚于谷。水谷消磨，化而为气，上归肺部，气降津生，由经络而渗膀胱，是为小便。水注于前，则谷传于后，而大便坚硬。阳衰土湿，但能化谷，不能化水，水谷并入于二肠，故大便利而小便涩。木性上达，水盛土湿，脾气下陷，抑乙木升达之性，郁怒冲突，则生痛胀，冲而莫达，则下决谷道而为溏泄。小便之利，木泄之也，水入二肠而不入膀胱，故乙木下泄，但能开其谷道，不能开其水道。水道不通，短涩而黄赤者，土湿木陷而不能泄也。淋沥之家，小便偏涩；噎膈之家，大便偏塞，虽溺色红浊，粪粒坚小，而实缘脾土湿寒，木郁不能疏泄，郁陷而生风热，传于下窍，无关于中焦也。

《庚桑子》：人郁则为病。中气埋塞，四维莫运，由是而蒸为五气，瘀为五味，淫为五液，发为五声，征为五色，感为五情。臊者，肝之气也。焦者，心之气也。香者，脾之气也。腥者，肺之气也。腐者，肾之气也。酸者，肝之味也。苦者，心之味也。甘者，脾之味也。辛者，肺之味也。咸者，肾之味也。泪者，肝之液也。汗者，心之液也。涎者，脾之液也。涕者，肺之液也。唾者，肾之液也。呼者，肝之声也。笑者，心之声也。歌者，脾之声也。哭者，肺之声也。呻者，肾之声也。青者，肝之色也。赤者，心之色也。黄者，脾之色也。白者，肺之色也。黑者，肾之色也。怒者，肝之情也。喜者，心之情也。

忧者，脾之情也。悲者，肺之情也。恐者，肾之情也。

寤寐者，阴阳之动静也。卫气昼行于六经，则阳动而为寤，夜行于五脏，则阴静而为寐。而卫气之出入，司之中气，阳衰土湿，阳明不降，则卫气升逆而废眠睡。卫秉金气，其性收敛，收敛失政而少阳不蛰，则胆木虚飘而生惊恐。虚劳之家，惊悸不寐者，土败而阳泄也。

痛痒者，气血之郁塞也。经络壅滞，气阻而不行则为痛，行而不畅则为痒。内外感伤诸病，筋脉痛楚而皮肤瘙痒者，皆经气之闭痹也。

一证之见，必有至理，内而五脏六腑，外而四肢九窍，凡寒热痛痒，饮食寤寐，声色臭味，情志形神之类，质问详悉，合而审焉，病如洞垣矣。问法在于善解，解极其彻，则问致其详，不解者，不能问也。

诊法解

《素问·脉要精微论》：诊法常以平旦，阴气未动，阳气未散，饮食未进，经脉未盛，络脉调匀，气血未乱，故乃可诊有过之脉。

上古诊有三法，一则三部九候，以诊周身；一则气口人迎，以候阴阳；一则但诊气口，后世之所宗也。《三部九候论》：人有三部，脉有三候，三候者，有天有地有人也。上部天，两额之动脉。足少阳之颔厌。上部地，两颊之动脉。足阳明之地仓、大迎。上部人，耳前之动脉。手少阳之和髎。中部天，手太阴也。太渊、经渠，即寸口之动脉。中部地，手阳明也。合谷①，在大指次指歧

---

① 谷：原作"骨"，据《素问悬解·三部九候论》改。

骨之间。中部人，手少阴也。神门，在臂内后廉，掌后锐骨之间。下部天，足厥阴也。五里，在毛际外，羊矢①下一寸陷中。女子取太冲，在大指本节后二寸陷中。下部地，足少阴也。太溪，在内踝后，跟骨上陷中。下部人，足太阴也。箕门，在五里下，鱼腹上。胃气则候于阳明之冲阳，在足跗上，即仲景所谓趺阳也。下部之天以候肝，地以候肾，人以候脾胃之气。中部之天以候肺，地以候胸中之气，人以候心。上部之天以候头角之气，地以候口齿之气，人以候耳目之气。

察九候独小者病，独大者病，独疾者病，独迟者病，独热者病，独寒者病，独陷下者病，所谓七诊也。七诊虽见，九候皆②从者不死。若有七诊之病，其脉候亦败者，死。三部九候皆相失者，死。中部乍疏乍数③者，死。九候之脉，皆沉细弦绝者为④阴，以夜半死，盛躁⑤喘数者为阳，以日中死。《气交变论》：岁木太过，风气流行，脾土受邪，冲阳绝，死不治。岁火太过，炎暑流行，肺金受邪，太渊绝，死不治。岁土太过，雨湿流行，肾水受邪，太溪绝，死不治。岁金太过，燥气流行，肝木受邪，太冲绝，死不治。岁水太过，寒气流行，心火受邪，神门绝，死不治。是皆三部九候之法也。

气口者，手太阴之经，鱼际下之动脉。人迎者，足阳明之经，结喉旁之动脉。气口，脏脉，脏阴盛则气口大于人迎，虚则小于人迎。人迎，腑脉，腑阳盛则人迎大于寸口，虚则小于

---

① 羊矢：穴位名，足厥阴肝经之急脉穴的别名。
② 皆：原作"不"，诸本同，据《素问·三部九候论》改。
③ 乍疏乍数：原作"乍数乍疏"，诸本同，据《素问·三部九候论》改。
④ 为：原脱，据《素问·三部九候论》补。
⑤ 盛躁：原作"躁盛"，据《素问·三部九候论》改。

寸口。《灵枢·九针十二原》：气口候阴，人迎候阳①。阳明行气于三阳，故以之候表，太阴行气于三阴，故以之候里②。《灵枢·禁服》：寸口主中，人迎主外，春夏人迎微大，秋冬寸口微大，如是者，命曰平人。人迎大一倍于寸口，病在足少阳；一倍而躁，在手少阳。人迎二倍，病在足太阳；二倍而躁，在手太阳。人迎三倍，病在足阳明；三倍而躁，病③在手阳明。盛则为热，虚则为寒，紧则痛痹，代则乍甚④乍间。人迎四倍，且大且数，名曰溢阳，溢阳为外格，死不治。寸口大一倍于人迎，病在足厥阴，一倍而躁，在手心主。寸口二倍，病在足少阴，二倍而躁，在手少阴。寸口三倍，病在足太阴，三倍而躁，在手太阴。盛则胀满，寒中，食不化，虚则热中，出糜，少气，溺色变，紧则痛痹，代则乍痛乍止。寸口四倍，且大且数，名曰溢阴，溢阴为内关，死不治。《灵枢·经脉》：人迎与脉口俱盛四倍以上，名曰关格，关格者，与之短期⑤。《灵枢·五色》：人迎盛坚者，伤于寒，气口盛坚者，伤于食。以伤食则脏郁于里，故气口盛坚，伤寒则经郁于表，故人迎盛坚也。

但诊气口者，《灵枢·经脉》：经脉者，常不可见也，其虚实也，以气口知之。缘肺朝百脉，十二经之脉气，皆朝宗于肺脉。寸口者，脉之大会，一日一夜，脉行五十度，平旦而复会于寸口。肺主气，经脉之动者，肺气鼓之也。肺气行于十二经中，故十二经之盛衰，悉见于寸口，此气口所以独为五脏主也。

---

① 灵枢九针十二原……故以之候里：《灵枢·九针十二原》无，语出《灵枢·四时气》。

② 阳明……以之候里：语本《素问·太阴阳明论》。

③ 病：原脱，据《灵枢·禁服》补。

④ 甚：原作"盛"，据《灵枢·禁服》改。

⑤ 灵枢经脉……与之短期：《灵枢·经脉》无，语出《灵枢·终始》。

寸口在鱼际之分，关上在太渊之分，尺中在经渠之分，即三部九候论所谓中部天也。《脉要精微论》：尺内两旁，则季胁也。尺外以候肾，尺里以候腹。中附上左外以候肝，内以候膈。右外以候胃，内以候脾，两关部也①。上附上右外以候肺，内以候胸中，左外以候心，内以候膻中，两寸部也②。前以候前，后以候后。上竟上者，胸喉中事也，下竟下者，少腹腰股膝胫足中事也。

关前为阳，关后为阴，阳者主上，阴者主下。凡脉气上行者，病见于上，脉气下行者，病见于下。手之三阳，自手走头，大小肠位居至下而脉则行于至上，故与心肺同候于两寸。庸医乃欲候大小肠于两尺，不通之至！越人十难一脉十变之义，十八难尺寸三部之法，气口脉之法祖也，下士不解，是以妄作如此。

气口之中，又有但诊尺脉之法，《灵枢》垂《论疾诊尺》之篇，曰：审其尺之缓急小大滑涩，肉③之坚脆，而病形定矣。盖观上可以知下，察下可以知上，所谓善调寸④者，不待于尺，善调尺者，不待于寸也。

人与天地相参也，天地之气，四时迭运，人之脉气，与之息息相应，毫发不爽，故春之脉升，夏之脉浮，秋之脉降，冬之脉沉。《宣明五气》：肝脉弦，心脉钩，脾脉代，肺脉毛，肾脉石。《脉要精微论》：天地之变，阴阳之应，彼春之暖，为夏之暑；彼秋之忿，为冬之怒。四变之动，脉与之上下，以春应

① 两关部也：《素问·脉要精微论》无。
② 两寸部也：《素问·脉要精微论》无。
③ 肉：原作"内"，据《灵枢·论疾诊尺》改。
④ 寸：原作"下"，据徐本和上下文意改。

中规，夏应中矩，秋应中衡，冬应中权。是故冬至四十五日，阳气微上，阴气微下，夏至四十五日，阴气微上，阳气微下。阴阳有时，与脉为期，期而相失，知①脉所分，分之有期，故知死时。微妙在脉，不可不察，察之有纪，从阴阳始，始之有经，从五行生，生之有度，四时为宜。春日浮，如鱼之游在波，夏日在肤，泛泛乎万物有余，秋日下肤，蛰虫将去，冬日在骨，蛰虫周密，君子居室。

《玉机真藏论》：春脉如弦，春脉者，肝也，东方木也，万物之所以始生也，其气来软弱轻虚而滑②，端直以长，故曰弦，反此者病。其来实而强，此谓太过，病在外；其来不实而微，此谓不及，病在中。太过则令人善忘，忽忽眩冒而巅③疾，不及则令人胸痛引背，下则两胁胠满。夏脉如钩，夏脉者，心也，南方火也，万物之所以盛长也，其气来盛去衰，故曰钩，反此者病。其来盛去亦盛，此谓太过，病在外；其来不盛去反盛，此谓不及，病在中。太过则令人身热而肤痛，为浸淫，其不及则令人烦心，上见咳唾，下为气泄。秋脉如浮，秋脉者，肺也，西方金也，万物之所以收成也，其气来轻虚以浮，来急去散，故曰浮，反此者病。其来毛而中央坚，两旁虚，此谓太过，病在外；其来毛而微，此谓不及，病在中。太过则令人逆气而背痛，愠愠然④，不及则令人喘，呼吸少气而咳，上气见血，下闻病音。冬脉如营，冬脉者，肾也，北方水也，万物之所以合藏也，其气来沉以抟，故曰营，反此者病。其来如弹石者，此

---

① 知：原作"如"，诸本同，据《素问·脉要精微论》改。
② 滑：原作"浮"，诸本同，据《素问·玉机真藏论》改。
③ 巅：原作"颠"，诸本同，据《素问·玉机真藏论》改。
④ 愠愠然：原脱，据《素问·玉机真藏论》补。

谓太过，病在外；其去如数者，此谓不及，病在中。太过则令人解㑊①，脊脉痛而少气不欲言，其不及则令人心悬如病饥，䏚②中清，脊中痛，少腹满，小便变。脾脉者，土也，孤脏以灌四旁者也，善者不可见，恶者可见。其来如水之流者，此谓太过，病在外，如鸟之喙者，此谓不及，病在中。太过则令人四肢不举，不及则令人九窍不通，名曰重强。

《平人气象论》：平人之常气禀于胃，胃者，平人之常气也，人无胃气曰逆，逆者死。春胃微弦曰平，弦多胃少曰肝病，但弦无胃曰死，胃而有毛曰秋病，毛甚曰今病，脏真散于肝，肝藏筋膜之气也。夏胃微钩曰平，钩多胃少曰心病，但钩无胃曰死，胃而有石曰冬病，石甚曰今病，脏真通于心，心藏血脉之气也。长夏胃微软弱曰平，弱多胃少曰脾病，但代无胃曰死。代乃脾之平脉，言随四时更代，与代止不同也。软弱有③石曰冬病，石甚曰今病，脏真濡于脾，脾脏肌肉之气也。秋胃微毛曰平，毛多胃少曰肺病，但毛无胃曰死，毛而有弦曰春病，弦甚曰今病，脏真高于肺，以行营卫阴阳也。冬胃微石曰平，石多胃少曰肾病，但石无胃曰死，石而有钩曰夏病，钩甚曰今病，脏真下于肾，肾藏骨髓之气也。平心脉来，累累如连④珠，如循琅玕，曰心平。夏以胃气为本。病心脉来，喘喘连属，其中微曲，曰心病。死心脉来，前曲后居，如操带钩，曰心死。平肺脉来，厌厌聂聂，如落榆荚，曰肺平，秋以胃气为本。病肺脉来，不

----

① 解㑊：倦怠貌。张琦说："解㑊与弹石之脉不合，疑有脱字。"张说是。《平人气象论》："尺脉缓涩，谓之解㑊"。

② 䏚（miǎo 秒）：为夹脊两旁腰间空软处，正当两肾之部。

③ 有：原作"而"，诸本同，据《素问·平人气象论》改。

④ 连：原作"环"，诸本同，据《素问·平人气象论》改。

上不下，如循鸡羽，曰肺病。死肺脉来，如物之浮，如风吹毛，曰肺死。平肝脉来，软弱招招，如揭长竿末梢，曰肝平，春以胃气为本。病肝脉来，盈实而滑①，如循长竿，曰肝病。死肝脉来，急益劲，如新张弓弦，曰肝死。平脾脉来，和柔相离，如鸡践地，曰脾平，长夏以胃气为本。病脾脉来，实而盈②数，如鸡举足，曰脾病。死脾脉来，锐坚如乌③之喙，如鸟之距，如屋之漏，如水之流，曰脾死。平肾脉来，喘喘累累如钩，按之而坚，曰肾平，冬以胃气为本。病肾脉来，如引葛，按之益坚，曰肾病。死肾脉来，发如夺索，辟辟如弹石，曰肾死。诸死脉，皆真脏也。

《玉机真藏论》：大骨枯槁，大肉陷下，胸中气满，喘息不便，其气动形，期六月死，真脏脉见，乃予④之期日。大骨枯槁，大肉陷下，胸中气满，喘息不便，内痛引肩项，期一月死，真脏见，乃予之期日。大骨枯槁，大肉陷下，胸中气满，喘息不便，内痛引肩项⑤，身热，脱肉破䐃，真脏⑥见，十月⑦之内死。大骨枯槁，大肉陷下，肩⑧髓内消，动作益⑨衰，真脏未见，期一岁死，见其真脏，乃予⑩之期日。大骨枯槁，大肉陷

---

① 盈实而滑：原脱，据《素问·平人气象论》补。
② 盈：原作"益"，诸本同，据《素问·平人气象论》改。
③ 乌：原作"鸟"，诸本同，据《素问·平人气象论》改。
④ 予：原作"与"，诸本同，据《素问·玉机真藏论》改。
⑤ 期一月……引肩项：原脱，据《素问·玉机真藏论》补。
⑥ 真脏：原作"真脏脉"，据《素问·玉机真藏论》改。
⑦ 月：原作"日"，据《素问·玉机真藏论》改。
⑧ 肩：原作"骨"，据《素问·玉机真藏论》改。
⑨ 益：原作"日"，据《素问·玉机真藏论》改。
⑩ 予：原作"与"，据《素问·玉机真藏论》改。

下，胸中气满，腹内①痛，心中不便，肩项身热，破䐃脱肉，目
眶陷，真脏见，目不见人，立死。其见人者，至其所不胜之时
乃死。其脉绝不来，若人一呼五六至，其形肉不脱，真脏虽不
见，犹死也。所谓不胜之时者，肝见庚辛死，心见壬癸死，脾
见甲乙死，肺见丙丁死，肾见戊己死，是谓真脏见皆死。

　　人以水谷为本，故人绝水谷则死，脉无胃气亦死。所谓无
胃气者，但得真脏脉，不见胃气也。所谓真脏脉者，真肝脉至，
中外急如循刀刃，责责②然，如按琴瑟弦，色青白不泽，毛折，
乃死。真心脉至，坚而搏③，如循薏苡子累累然，色赤黑不泽，
毛折，乃死。真肺脉至，大而虚，如以毛羽中人肤，色白赤不
泽，毛折，乃死。真脾脉至，弱而乍数乍疏，色黄青不泽，毛
折，乃死。真肾脉至，搏④而绝，如指弹石辟辟然，色黑黄不
泽，毛折，乃死。诸真脏脉见者，皆死不治也。五脏者，皆禀
气于胃，胃者，五脏之本也。脏气者，不能自致于手太阴，各
以其时，自胃而至于手太阴。邪气胜者，精气衰也，病甚者，
胃气不能与之俱至于手太阴，故真脏之气独见。独见者，病胜
脏也，故曰死。

　　迟速者，阴阳自然之性也。人一呼脉再动，一吸脉再动，
呼吸定息，脉五动，闰以太息，脉六动，命曰平人。平人者，
不病也。阳性急，阴性缓，阳泄则脉数，阴凝则脉迟，数则为
热，迟则为寒。《十四难》：一呼三至曰离经，一呼四至曰夺精，
一呼五至曰死，一呼六至曰命经，此至之脉也。一呼一至曰离

---

① 内：原作"中"，据《素问·玉机真藏论》改。
② 责责：原作"啧啧"，据《素问·玉机真藏论》改。
③ 搏：原作"抟"，据《素问·玉机真藏论》改。
④ 搏：原作"抟"，据《素问·玉机真藏论》改。

经，二呼一至曰夺精，三呼一至曰死，四呼一至曰命绝，此损之脉也。

浮沉者，阴阳自然之体也。心肺俱浮，肾肝俱沉，浮而大数者，心也，浮而短涩者，肺也，沉而实坚者，肾也，沉而牢长者，肝也。《五难》：初持脉，如三菽之重，与皮毛相得者，肺部也，如六菽之重，与血脉相得者，心部也，如九菽之重，与肌肉相得者，脾部也，如十二菽之重，与筋平者，肝部也，按之至骨，举指来疾者，肾部也。阳主外，阴主内，阳泄则脉浮，阴凝则脉沉，浮为在表，沉为在里。病甚者，沉细夜加，浮大昼加，沉细夜死，浮大昼死。阴阳之理，彼此互根，阳位于上而根于下，阴位于下而根于上。阳盛者，下侵阴位，而见沉数，不可以为阴旺；阴盛者，上侵阳位，而见浮数，不可以为阳旺，是当参伍而尽变也。

代者，数疏之不调也。《灵枢·根结》：一日一夜五十营，以营五脏之精，不应数者，名曰狂生。五十动而不一代者，五脏皆受气，四十动一代者，一脏无气，三十动一代者，二脏无气，二十动一代者，三脏无气，十动一代者，四脏无气，不满十动一代者，五脏无气。予①之短期，予之短期者，乍疏乍数也。乍疏乍数者，代更之象，与《宣明五气》之言代不同也。

呼吸者，气之所以升降也。《四难》：呼出心与肺，吸入肾与肝，呼吸之间，脾受谷味也，其脉在中。呼则气升于心肺，吸则气降于肾肝，一呼一吸，经脉五动之间，即可以候五脏。气不至于一脏，则脉必代矣。《十一难》：吸者随阴入，呼者因阳出，今吸不能至肾，至肝而还，故知一脏无气者，肾气先尽

---

① 予：原作"与"，据《灵枢·根结》改，下同。

也。由肾而肝，由肝而脾，由脾而心，由心而肺，可类推也。气尽则死，其死期之迟速不应者，仓公所谓安谷者则过期，不安谷者不及期也①。

尺寸者，阴阳之定位也。男女殊禀，阴阳不同，受气既别，诊法亦异。《十九难》：男脉在关上，女脉在关下。男子尺脉恒弱，寸脉恒盛，女子尺脉恒盛，寸脉恒弱，是其常也。故有男子之平脉，女得之而病作，女子之病脉，男得之而疾瘥，此秉赋之定数也。

医方解

医自岐伯立言，仲景立法，百世之师也。后此惟思邈真人祖述仲景《金匮》之法，作《千金》之方，不失古圣之源。其余方书数百种，言则荒唐而讹谬。法则怪妄而差池。上自东汉以来，下自昭代②以还，著作如林，竟无一线微通者。

今之庸愚，习用诸方，如四物、八珍、七宝、六味、归脾、补心、滋肾、养营之类，纷纭错出，不可胜数。是皆无知妄作，误人性命，而下士奉行不替③。百世不生圣人，千里不产贤士，何凌夷以至于斯耶！

惊悸之证，其在伤寒，皆得之汗多阳亡。惟少阳之证，相火郁发，或以汗下伤阴，甲木枯槁，内贼戊土，乃有小建中、炙甘草证，重用芍药、生地，以清相火。至于内伤虚劳，惊悸不寐，俱缘水寒土湿，神魂不藏，无相火上旺，而宜清润者。即其千百之中偶而有之，而究其脾肾，终是湿寒。严用和贸昧

① 仓公所谓……不及期也：语本《史记·扁鹊仓公列传》。
② 昭代：对本朝的颂称。
③ 替：停止。

而造归脾之方，以补心血。薛立斋又有丹皮栀子加味之法。张景岳、赵养葵、高鼓峰、吕用晦，更增地黄、芍药之辈。复有无名下士作天王补心丹，肆用一派阴凉。群儿醉梦不醒，成此千秋杀运，可恨极矣！

夜热之证，因阴旺土湿，肺胃不降，君相失根，二火升泄。钱仲阳乃作六味汤丸，以滋阴亏。薛氏推广其义，以治男女劳伤，各种杂病。张氏、赵氏、高氏、吕氏，祖述而发扬之，遂成海内恶风，致令生灵夭札，死于地黄者最多，其何忍乎！下至二地、二冬、龟板、黄柏诸法，不可缕悉。

究其源流，泻火之论发于刘河间，补阴之说倡于朱丹溪。二悍作俑，群凶助虐，莫此为甚！

足之三阳，自头走足，凡胸胁壅满，上热燔蒸，皆足阳明少阳之不降也。李东垣乃作补中益气之方，以升麻、柴胡升胆胃之阳，谬矣，而当归、黄芪，亦复支离无当。薛氏辈效尤而习用之，遂成不刊之法。

风寒之证，仲景之法备矣。陶节庵妄作九味羌活之法，杂乱无律，而俗子遵行，天下同符，弃圭璧而宝碔砆①，那可解也。

诸如此类，连床充栋，更仆难明。昔徐世勣少年作无赖贼，逢人则杀②，检阅古今方书，何其无赖贼之多而仁人君子之少也。设使贾太傅③尚在，不知如何痛哭矣！

---

① 碔砆：似玉之石。
② 昔徐世勣……逢人则杀：语见唐·刘𫗧《隋唐嘉话》卷上、《绀珠集》卷十《嘉话》。徐世勣，字懋功，唐初名将，封英国公。因避唐太宗讳，单名勣，后因战功，赐姓李，故又称李勣。
③ 贾太傅：西汉·贾谊，先为中大夫，后被贬为长沙王太傅，在后被召回长安为梁怀王太傅，史称贾太傅。

卷　三

齁喘①解

赵彦威，病齁喘，秋冬病作，嚏喷涕流，壅嗽发喘，咽喉闭塞，呼吸不通，腹胀呕吐。得后泄失气稍差，胀微，则病发略减。少时素患鼻渊。二十余岁，初秋晚食后，偶因惊恐，遂成此病，自是不敢晚饭。嗣后凡夜被风寒，或昼逢阴雨，或日昃②饱哦，其病即发。发则二三日，或八九日、二十余日方愈。病十二年矣。

此其素禀肺气不清。肺旺于秋，主皮毛而司收敛，肺气清降，则皮毛致密，风寒不伤。肺气郁升，皮毛蒸泄，凉风一袭，腠理闭敛。肺气膹塞，逆冲鼻窍，鼻窍窄狭，奔气迫促，出之不及，故嚏喷而下，如阳郁阴中，激而为雷。肺气遏阻，爰生嗽喘。津液堙瘀，乃化痰涕。

此肺气上逆之病也，而肺逆之原，则在于胃。脾以太阴而主升，胃以阳明而主降。《经脉别论》：脾气散精，上归于肺，是脾之升也。《逆调论》：胃者，六腑之海，其气下行，是胃之降也。盖脾以阴体而抱阳气，阳动则升，胃以阳体而含阴精，阴静则降。脾升则肝气亦升，故乙木不陷，胃降则肺气亦降，故辛金不逆。胃气不降，肺无下行之路。是以逆也。

肺胃不降，病在上焦，而究其根本，则缘中气之虚。中气者，阴阳升降之枢轴也。盖太阴以湿土主令，阳明从燥金化气，中气在

---

① 齁喘：病证名，指喘急而喉中痰鸣，鼻息气粗声高。
② 昃（zè 仄）：太阳偏西。

太阴阳明之间，和平无亏，则阴不偏盛而阳不偏衰，燥不偏虚而湿不偏长，故脾胃转运，升降无阻。中气虚损，阴旺湿滋，堙郁不运，则脾不上升而清气常陷，胃不下降而浊气常逆，自然之理也。

饮食入胃，脾土温燥，而后能化。阴盛土湿，水谷不消，中焦壅满，是以作胀。胀则脾气更陷而胃气更逆，一遭风寒，闭其皮毛，肺气郁遏，内无下达之路，外无升泄之孔，是以冲逆咽喉，而病嗽喘。雨降则湿动，日暮则阴隆，病所以发也。日昃阳衰，阴停不化，中气一郁，旧证立作，故不敢晚饭也。吐泄去其陈宿，中脘冲虚，升降续复，故病差也。是其虚在中气，而其起病之时，则因木邪。以五情之发，在肾为恐，在胆为惊。胆以甲木而化相火，随戊土下行而温癸水，相火蛰于癸水之中，肾水温暖则不恐，胆木根深则不惊。平日湿旺胃逆，相火之下蛰不秘，一遇非常之事，动其神志，胆木上拔而惊生，肾水下沦而恐作。己土侮于寒水，故脾气下陷，戊土贼于甲木，故胃气上逆。初因惊恐而病成者，其故如是。《奇病论》：惊则气上[1]，《举痛论》：恐则气下，上下反常，故升降倒置，此致病之原委也。

法当治中以培升降之用，燥土而拨转运之机，所谓发千钧之弩者，由一寸之机，转万斛之舟者，由一寻[2]之木也。

南齐·褚澄[3]有言：上病治下。凡病水火分离，下寒上热，

---

① 奇病论惊则气上：《素问·奇病论》作"其母有所大惊，气上而不下"。

② 寻：古代长度单位，八尺为一寻。

③ 褚澄：字彦道，公元五世纪人，阳翟（今河南禹县）人。于南齐建元（479—480）中拜为吴郡太守，后官至左中尚书。据《南齐书·褚澄传》载，褚澄医术高明，著有《杂药方》二十卷及《褚氏遗书》，前者散佚，后书系唐代人整理而成，并于宋嘉泰年间刊行。

不清心火，而温肾水，较之庸工，颇为得矣，而总不如治中。中者，坎阳离阴交媾①之媒。此义得之《灵》《素》，读唐宋以后书，未易生兹妙悟也。

蚼证即伤风之重者。感冒之初，内有饮食，外有风寒，法宜理中而兼发表。表解后，温燥水土，绝其寒湿之根。盖饮食未消，感袭风寒，湿土堙瘀，肺气不降，风闭皮毛，内郁莫泄，表里皆病，故内外兼医。

彦威病，用燥土疏木、温中降浊之剂：茯苓、甘草、干姜、细辛、橘皮、半夏、桂枝、砂仁。十余剂，不再作。

吐血解

钱叔玉，初秋农事过劳，痰嗽唾血，紫黑成块，一吐数碗，吐之不及，上溢鼻孔，注泄如倾②，头痛寒热，渴燥食减，出汗遗精，惊恐善忘，通夜不瞑，胸腹滞痛，气逆作喘。朝夕倚枕侧坐，身敧③血遂上涌。天寒风冷，或饮食稍凉，吐血更甚。右脚热肿作痛，大便溏滑。

此缘中焦阳败，水陷火飞。肺主气，肝主血，而气根于心，血原于肾。《管子》：南方曰日，其气为热，热生火与气，北方曰月，其气为寒，寒生水与血④。心火清降，则化肺气，肾水温升，则化肝血。血升而化火，故水不下注，气降而化水，故火不上炎。气降而不至于陷泄者，血温而升之也，血升而不至

---

① 媾：彭本作"媾"。
② 注泄如倾：后世诸本均作"肌肤生麻"，从下文症状描述中可见，后世诸本义胜。
③ 敧（qī 期）：倾斜。
④ 管子……寒生水与血：语本《管子·四时》。

于逆流者，气清而降之也。水木不能温升，则下病遗泄，火金不能清降，则上病吐血，理有固然，不足怪也。

水陷火飞，是谓未济，而交济水火，其职在中，中者，四维之枢也，中气运则脾升而胃降，脾土左升，肝血上行而化心火，阳气发生，故精不下走，胃土右降，肺气下行而化肾水，阴气收敛，故血不上溢，《子华子》所谓上水而下火，二气升降以相济也①。中气不运，肝脾下陷而肺胃上逆，水火分离，冰炭不交，此遗精吐血之原也。后世庸工，于亡血失精之理，茫乎不解，或用清凉，或事敛涩，阳败土郁，中气不转，火愈飞而水愈陷，是拯溺而锤之以石，救火而投之以薪也，不极不止耳。

气藏于金，血藏于木，而溯厥由来，总化于土。以水谷入胃，中气健旺，泌糟粕而蒸津液，化其精微，上注于肺，肺气宣扬而洒布之。慓悍者，化而为阳，行于脉外，命曰卫气。《灵枢·决气》：上焦开发，宣五谷味，熏肤，充身，泽毛，若雾露之溉，是谓气也。气者，水之源也。精专者，化而为阴，行于脉中，命曰营血。《灵枢·决气》：中焦受气取汁，变化而赤，是谓血也。血者，火之本也。劳苦动其中气，络脉伤则血溢。《灵枢·百病始生》：卒然多食饮则肠满，起居不节，用力过度则络脉伤，阴络伤则血内溢，血内溢则后血，阳络伤则血外溢，血外溢则衄血。中气未败，一衄即止，中气亏败，肺胃常逆，则血之上溢，遂成熟路，是以横流不已。衄出于鼻，来自肺脏，吐出于口，来自胃腑，血之别道上溢者，来历不同，而其由于肺胃之不降一也。其一溢而即吐者，血色红鲜，其离经瘀停，

----

① 子华子……相济也：语出《子华子·阳城胥渠问》。

陈宿腐败，而后吐者，则成块而紫黑也。

肺气下降，而生肾水，而肾水之中，又含肺气，越人《八难》所谓肾间动气，呼吸之门也。平人呼则气升于肺金，吸则气降于肾水，息息归根，故嗽喘不作。胃土上逆，肺失收降之令，气不归水而胸膈壅遏，故冲激而生嗽喘也，肺胃不降，则胆火不得下行，金火燔蒸，故发热汗出。而风寒外束，卫气不达，是以恶寒。阳衰土湿，水谷不消，而食寒饮冷，愈难腐化，中焦壅满，肺胃更逆，故血来倍多。风闭皮毛，肺腑郁阏①，故嗽喘增加而血来益甚，肺气堙瘀，津液凝结，故痰涎淫生。阳气静藏则为寐，肺胃不降，阳气升泄，蛰藏失政，故夜不成寐。胆火虚浮，不根于水，心神浮散，不藏于精，故善惊而善忘。君相皆升，寒水独沉，肾志沦陷，是以恐也。脾胃凝滞，中气不能四达，故经络闭塞而为麻。缘卫气壅塞，郁冲于汗孔之中，不得畅行，故簌簌麻生，如万针错杂而攒簇也。阳气下降，先至右足，阳气不降，经脉淤滞，故右脚肿痛。营卫梗阻，故郁而生热。不降于足而逆冲头上，故头痛也。总之，中气不运，则升降之源塞，故火炎于上，水流于下，木陷于左，金逆于右，而四维皆病。

法宜补中而燥土，升陷而降逆。阳回湿去，谷神来苏，中枢已运，四维自旋，随推而转，因荡而还，水火金木，皆得其处而安其常。然后阴营其脏，阳固其腑，气充而不盈，血满而不溢，鳞飞羽伏，各复其太和之天已。

叔玉病失血年余，已数十日不卧。自来医方，失血、遗精、惊悸、嗽喘，皆用清润之法，未有知其阳亏湿旺者。百不一生，

---

① 郁阏（è遏）：阻塞。

卷
三

五
一

千秋不悟，既非彻识，安能洞详。用燥土降逆、温中清上之品：茯苓、甘草、半夏、干姜、丹皮、牡蛎、桂枝、白芍。月余病愈。

庸工误解本草，谓血证最忌半夏，由其不知医理也。

惊悸解

陈梦周，患作酸噯气，头晕耳鸣，春季膈热，火升头痛，手麻惊悸，不寐善忘，左乳下跳动不息。每午后膝冷病作，鸡鸣膝温而轻，平旦膝暖而差。服燥土疏木之药，饱食甘寝，但胸有火块，游移上下左右，时时冲击微痛，心跳未已。初秋膝冷又发，项脊两肩作痛，面颧浮肿，喷嚏时来，四肢拘急，心跳连脐，遍身筋脉亦动。八月后睡醒口苦，舌根干燥，每夜鸡鸣膝冷病作，午后膝温而轻，日夕膝暖①而差。病来计粒而食，饮啖稍过，胀闷不消，滞气后泄。略啖瓜果，便觉腹痛。食粥则吐稀痰，晚食更多。

此缘土湿不运，阳气莫藏。心藏神，肾藏精，人之虚灵善悟者，神之发也，睹记不忘者，精之藏也。而精交于神，神归于精，则火不上炎，水不下润，是谓既济。精不交神，则心神飞越，不能知来，神不归精，则肾精驰走，不能藏往，此善忘之由也。精根于神，及其右降而为金，则魄俱而精生；神根于精，及其左升而为木，则魂成而神化。《子华子》所谓精秉于金火而气谐于水木也②。今火炎于上，则金被其克而不降，水润于下，则木失其政而不升矣。

---

① 暖：原作"冷"，据彭本及上下文意改。
② 子华子……谐于水木也：语见《子华子·北宫意问》。

木自东升。《尚书·洪范》：木曰曲直。曲直作酸。曲者，木气之不直也。木性直遂升达，发荣滋畅，故不作酸，曲折抑郁，不得直下，则盘塞地下而克脾土。土困不能消化水谷，故变稼穑甘味，腐而为酸。土主五味，其味为甘，一得木气贼伤，则甘化而为酸也。以五行之气，阳降阴升，则水旺而为寒，阳升阴降，则火旺而为热，阴方升而阳方降，则金旺而为凉，阳方升而阴方降，则木旺而为温。阳之动，始于温而盛于暑，阴之静，始于凉而盛于寒。物惟温暖而加覆盖，气不宣扬则善酸，方热、既凉、已寒，不作此味。譬之釜水，薪火未燃，是水之寒，火燃未沸，是木之温，炉红汤沸，是火之热，薪尽火熄，是金之凉。后世庸工，以酸为热，岂有鼎沸而羹酸者乎？

悸者，乙木之郁冲，惊者，甲木之浮宕①。乙木之枝叶敷舒于上，甲木之根本栽培于下，则惊悸不生。乙木不能直升，枝叶上郁，肝气振摇，则善悸；甲木不能顺降，根本下拔，胆气虚飘，则善惊。

头耳者，少阳胆经之所络也。甲木下降，则浊气退藏，上窍清空，甲木上逆，浊气升塞，故头晕而耳鸣，甚则壅遏而头痛也。胆气上溢则口苦。《奇病论》：肝者，中之将也，取决于胆，咽为之使，此人数谋虑不决，故胆②虚气上溢，而口为之苦。胆木化气于相火，相火上炎，故作苦也。相火下蛰则水温，甲木失根，火泄水寒，是以膝冷。相火逆升，是以膈热。甲木冲击，是以胸痛也。

金自西降。《尚书·洪范》：金曰从革。从革作辛。革者，

---

① 浮宕（dàng 荡）：飘荡。
② 胆：原脱，据《素问·奇病论》补。

金气之不从也。金性从顺降敛，清凉肃静，故不作辛，革碍郁遏，不得从下，上被火刑，则生辛味。肺主气而司皮毛，肺气郁升，收令不遂，皮毛疏泄，感袭风寒，则生嚏喷。以肺主呼吸，而呼吸之气，直达肾水，故肾水之中，亦有肺气，越人《八难》所谓肾间动气，呼吸之门也。吸随阴入，呼因阳出，肺心为阳，肾肝为阴。《四难》：呼出心与肺，吸入肾与肝。一呼自肾而至肺，一吸自肺而至肾，其息深深，故喷嚏不作。肺气不降，而皮毛不阖，积郁莫泄，逆冲鼻窍，鼻窍迫狭，出之不及，故作喷嚏，如药在炮中，激而为响也。肺气逆行，横塞肩脊，故作痛，壅阏头面，故作肿也。

左右者，阴阳之道路也。木陷于左，金逆于右，阴阳之道路塞矣，而不可徒求之左右，必责中气之虚。胃为阳土，脾为阴土，阳土顺降，阴土逆升。脾升则平旦而后乙木左升，胃降则日夕而后辛金右降，木升则阳气发生而善寤，金降则阳气收藏而善寐。脾土不升，则木郁于左而清昼欲寝，胃土不降，则金郁于右而终夜不睡。寤寐者，卫气所司，卫气昼行于阳，夜行于阴，阳尽则寐，阴尽则寤，随中气而出入也。胃土不降，收气失政，卫气不得入于阴，常留于阳，留于阳则阳气盛，不得入于阴则阴气虚，故目不瞑。阴气虚者，阴中之阳气虚，非精血之亏损也。盖阳动而阴静，静则睡，动则醒，卫不入阴，阳泄而失藏，浮动无归，故不能寐。孤阴无阳，故曰阴气虚也。胃土不降，由于太阴之湿，《灵枢·邪客》有半夏秫米之法，半夏降逆，秫米泻湿。秫米即高粱米，善泄湿气。深中病情。仲景而后，此义不传矣。

肝藏魂，肺藏魄。《灵枢·本神》：随神往来谓之魂，并精出入谓之魄。以神发于魂，肝之魂生则胎心神，故魂含子气而知来。

精产于魄，肺之魄结则孕肾精，故魄含子气而藏往。胃土上逆，肺金不降，阴魄浮升，不能并肾精下蛰，故往事遗忘而不藏也。

中气运转，脾阳升动，则饮食磨化。湿旺脾郁，饮食不化，故过啖则胀。《子华子》：流水之不腐，以其逝也①。水谷陈宿，脾土郁陷，抑遏乙木，不得发扬，故瘀生酸味。肝气不达，而时欲发舒，故当脐而跳。中气不转，胸腹闷塞，故上嗳而下泄也。左乳下者，胃之虚里。《素问·平人气象》：胃之大络，名曰虚里，贯膈络肺，出于左乳下，其动应衣，宗气泄也。宗气在胸，降于少腹，平人喘息，动见少腹者，宗气之升降也。胃气既逆，肺无降路，宗气不能下行，故横冲于虚里，失其收敛降蛰之性，泄而不藏，故曰泄也。此与心下之悸动异委同源，木不得直升，则动在心下，金不得顺降，则动在乳下，总缘胃气之上壅也。肺胃升填，收令莫行，甲木莫由下达，相火溧越，是膝冷髓寒之本。阳衰土湿，再以薄粥助之，故气滞痰生。得之日晚湿旺之时，故痰涎愈多。四肢秉气于胃，脾病不能为胃行气于四肢，故拘急而生麻。寒水侮土，中气愈滞，故膝冷则病作。

阳气春升而秋降，阴气春降而秋升，一日之中，亦分四时，其阴阳升降，与一岁相同。《灵枢·根结》：发于春夏，阴气少，阳气多，发于秋冬，阳气少，阴气多。春阳上升，则地下之阴多，故阳升之时，午后阴升而膝冷，秋阳下降，则地下之阳多，故阳降之时，鸡鸣阴降而膝冷。《素问·厥论》：阴气起于五指之里，阳脉者②，集于膝下而聚于膝上，故阴气盛则从五指至膝上寒。其寒也，不从外，皆从内也。膝膑者，溪谷之会，机

---

① 子华子……以其逝也：语出《子华子·北宫意问》。
② 阳脉者：《素问·厥论》无此三字。

关之室，精液之所朝夕也。寒水归壑，流注关节，故膝膑寒冷，所谓肾有邪而气流于两腘也。

治法惟宜燥土。土居二气之中，以治四维，在阴而阴，在阳而阳，随四季而递变。土旺则上清下温，升左降右，稍助其推迁，而南北互位，东西贸区，静与阴同闭，动与阳俱开，成然寐，蘧①然觉，经目而讽于口，过耳而识于心，泰山崩而色不变，迅雷震而心不摇，神宇泰定，诸病俱消矣。

惊悸之证，阳败土湿。后世庸工以为阴亏，归脾、补心诸方谬妄极矣。梦周平日强记善睡，涉秋病作，服归脾、六味诸药，大损眠食，惕然惊悸，通夜不寐。年逾六十，中气衰弱，而常服滋润，伐其微阳，神思荒浪，欲作阜落国②人。其老矣，何以堪此哉！

《宋书》：谢晦与檀道济将发营阳，晦其夕悚动不眠，道济就寝便熟③。何其胆壮如是？是宜泻湿降逆，以培甲木，甲木根深，自当宠辱不惊。

世之医士，未穷梦觉之关，神浮于上，而散以远志，阳败于中，而伐以地、冬，火灭于下，而泻以栀、柏。彼直真梦者矣，何以使梦者之觉乎。悲夫！

晋唐而后，世阅人而为世者多矣。但守窔奥④之萤烛，不仰

---

① 蘧（qú 渠）：惊喜貌。

② 阜落国：传说古国名，《列子·周穆王》：“东极之北隅，有国曰阜落之国……其民常觉而不眠。”此处借指患者陈梦周不眠睡之病症。

③ 宋书……就寝便熟：典见《宋书·檀道济传》，谓谢晦与檀道济均为南北朝时期刘宋政权的大臣，与徐羡之等密谋废除南朝刘宋少帝刘义符，是夜谢晦不眠而檀道济熟睡。刘义符被废后改封为“营阳王”，故有“将废营阳”之说。发，通“废”。

④ 窔（yào 要）奥：幽深之处。窔，室之东南隅；奥，室之西南隅。

天庭之白日，是使长夜杳杳，千秋不寤。己且未觉，而偏能觉人？设遇伤寒少阴善寐之证，又能使人长睡不觉矣，可胜叹哉！

悲恐解

邵熙伯，病惊悸悲忧，二十年中，病凡四发。初发四月而愈，后发愈期渐晚，或至数年。发则数月不食不寝，饭至疑有毒药，绝粒不尝。便数遗精，多欲好淫，膝冷心凉，欠伸太息，忧愁思虑，惊惧悲惋，常恐见杀，尸碎体分，逢人求救，屈膝哀恳，独处则泣下沾衣。时或自刭几死，使人守之，静夜磨笄自刺，室中锥刀绳索之类，尽为收藏，乃私服大黄，泻下求死。凡诸病象，每发皆同。

此缘火败土湿，金水俱旺。肝之气为风，心之气为热，脾之气为湿，肺之气为燥，肾之气为寒，此五脏之气也。肝之志为怒，心之志为喜，脾之志忧，肺之志为悲，肾之志为恐，此五脏之志也。凡一脏之气偏盛，则一脏之志偏见，悲者燥金之气盛，恐者寒水之气盛，忧思者湿土之气盛也。肝木主生，肺金主杀，木因火灭，金燥无制，则杀机常动。《方盛衰论》：肺气虚①则梦见斩血籍籍。人于醒后，神气浮动，脏真之盛衰，不能自觉。寐而神气宁谧，静中独觉，故脏中之盛衰，形而为梦。《谭子》所谓醒不灵而梦灵也②。梦中觉者，盛未极也，盛之极则不梦而亦觉之。金旺木枯，但觉杀气之烈，而无生意之萌，肢骸分裂，恍在目前，故时欲自刭，冀得完尸而死，金旺则欲哭，是以悲涕流连也。《金匮》：妇人脏躁③，喜悲伤欲哭，是其肺金之

---

① 虚：原作"盛"，诸本同，据《素问·方盛衰论》改。
② 谭子……梦灵也：语本《化书·道化·神道》。
③ 躁：原作"燥"，据《金匮要略方论·妇人杂病脉证并治二十二》改。

燥也。金为水母，燥金生其寒水，是以恐作。盖人之五志，神气升达则为喜，将升未升，喜之弗遂，则郁勃而为怒，精气沦陷则为恐，将陷未陷，恐之欲生，则凄凉而为悲。木火衰而金水旺，故有悲恐而无喜怒，水寒则火灭，金燥则木伤故也。

肾主蛰藏，肝主疏泄，火泄水寒，不能温养肝木，而水泛土湿，陷遏乙木升达之气，生发不遂，则愈欲流泄，其性如是。遇夜半阳生，宗筋一举，则梦交接。木能疏泄而水不蛰藏，是以精遗。温气常陷，不得升达而化君火，是以好淫，总缘生气之失政也。

精藏于肾，水藏于膀胱。《脉要精微论》：水泉不止者，是膀胱不藏也。膀胱之藏泄，司于三焦。《灵枢·本输》：三焦者，入络膀胱，约下焦，实则闭癃，虚则遗溺。然①水道之通塞虽在三焦，而其疏泄之权实在乙木。以相火秘藏，肾水温暖，则肝气升达，膀胱清利，疏泄适中，而小便常调。相火不秘，泄于膀胱，肾寒不能生木，郁陷而欲疏泄。火旺则膀胱热涩，泄而不通，火衰则膀胱寒滑，泄而不藏。人之大恐而便溺俱下者，水寒火败而木气陷泄也。

胆以甲木而化相火，亦与三焦同归癸水，根深蒂固则惊骇不生。三焦陷泄，甲木逆飘，胆气虚浮，故生惊骇。相火者，君火之佐，相火败而君火熄，寒水上凌，故病心凉。《四气调神论》：逆夏气则太阳不长，心气内洞。夏为寒变，以夏暑之月，而热火变为寒灰，至于三时②，则霜雪不能喻其冷，汤火不能使之温矣。君火失职，阳不归阴，则卫气常浮，夜不成寐。人之卫气，日行阳经二十五度，夜行阴经二十五度。其行于阳也，

---

① 然：原作"而"，别本均作"然"，揣上下文气，宜作"然"。
② 三时：三秋之月。

常于平旦从足太阳而出于内眦；其行于阴也，常于日暮从足少阴而入于阴分。卫气入阴，则火交于水，神归于精，一身之阳气，悉退于至阴之中，群动皆息，是以能寐。卫不入阴，魂神飞宕，故终夜不寝。卫气入阴，原于胃气右降，金水收藏，胃土不降，收藏失令，是以卫浮而不入也。

阳明胃气，下行则开，上行则闭。脾胃为仓廪之官，人之食下者，仓廪开也，胃土上逆，仓廪不开，故食不下咽，下咽则呕。胃土不降，全因于湿。火败不能生土，寒水泛滥，入土化湿，金旺木枯，土邪无制。湿土司气而风木不承，中气于是不运，故升降倒行，胃土上逆而废饮食，脾土下陷而善忧思也。湿土在中，水冷金凉，木衰火熄，变生诸证，奇诡异常，而实非怪病。

治法以燥土为主，而温暖金水，长养木火。使恐化为怒，悲转为喜，则脏气平均，情志调和矣。

《吕氏春秋》：齐王疾痏，灸癥也，谓灸后病癥。使人之宋迎文挚。文挚至，谓太子曰：王之疾必可已也。虽然，王之疾已则必杀挚也。太子曰：何故？文挚曰：非怒王则疾不可治，王怒则挚必死。太子顿首强请曰：苟已王之疾，臣与臣之母以死争之于王，王必幸臣与臣之母，愿先生勿患也。文挚曰：诺。请以死为王。与太子期，而将往不当者三，齐王固已怒矣。文挚至，不解屦①登床，履王衣。问王之疾，王怒而不与言。文挚因出辞以重王怒。王叱②而起，疾乃遂已。王大怒不说③，将生

---

① 屦：原作"履"，诸本同，据《吕氏春秋·仲冬纪·至忠》改。
② 叱：原作"怒"，诸本同，据《吕氏春秋·仲冬纪·至忠》改。
③ 不说：即"不悦"，原脱，据《吕氏春秋·仲冬纪·至忠》补。

烹文挚。太子与王后急①争之而不能得，文挚遂烹焉②。

《东汉书》：一郡守病，华佗以为盛怒则差，乃多受其货而不加功。无何弃去，又留书骂之。太守果大怒，使人追杀之。不及，因瞋恚，吐黑血数升而愈③。

熙伯病与此同。盖木虚不能制土，土之湿盛则善思，金燥则善悲，水寒则善恐，水寒不能生木故不怒，木枯不能孕火故不喜。怒则木旺而克土，生火而克金，土位之下，风气承之，则土燥而克水，故病可已。熙伯病先发时，将愈必有怒色，经所谓思伤脾，怒胜思者，至理不爽也。第其胆破魂亡，百计激之，绝不敢怒。用燥土培木、温金暖水之剂，十余日后，小有不快，怒气勃然，遂瘳。

飧泄解

崔季长，素病腿膝寒冷，日暮环脐腹痛，胀满作泄，阳痿，肩寒，服燥土疏木药愈。夏初章试，劳倦病发，吐黑血数日，饮食不甘，胀满吐泄，腹中郁热，积块坟起，泄则气块宣鸣而下，小便红涩，日夕脐腹痛连左胁，往来寒热，作酸嗳气，壅嗽生痰，四肢酸凉，膝股如冰，时常倦睡，夜卧胭中作痛，仰卧冲气上奔，左侧冲气横塞，满腹剧痛，惟右胁着席。

此缘水寒土滞，金木结辖④。人身脐居上下之间，太阴阳明之中气也。中气盛则运，衰则滞，运则清虚，衰则胀塞，《关令

---

① 急：原脱，据《吕氏春秋·仲冬纪·至忠》补。
② 吕氏春秋……遂烹焉：语本《吕氏春秋·仲冬纪·至忠》。
③ 东汉书……数升而愈：东汉书即《后汉书》，此段文字语本《后汉书·方术列传·华佗传》。
④ 辖（sè 色）：塞，气结。

尹》所谓实即虚而虚即实①也。饮食入胃，脾土消磨，中气运行，是以不胀。水谷腐化，精华升而渣滓降，津液渗于膀胱，渣滓传于二肠，便溺分途，故前不至淋而后不至泄。阳衰土湿，不能蒸水化气，而与渣滓并注二肠，水渍湿旺，脾气郁陷，抑遏乙木，不得升达，木气郁冲，故作痛胀。木性升泄，遏于湿土之下，冲突击撞，不得上达，则下走二肠，以泄积郁。水在二肠，不在膀胱，故乙木冲决，膀胱闭塞而大肠泄利也。《灵枢·口问》：中气不足，溲便为之变。正此义也。盖脾胃者，仓廪之官。《脉要精微论》：仓廪不藏者，是门户不要也。肾开窍于二阴，是为胃之关门。肾以癸水居土之下，心以丁火居土之上，而水交于火，则浊气下降而上不热，火交于水，则清气上升而下不寒。《阴阳应象论》：寒气生浊，热气生清。火不上热，则浊生而右降，水不下寒，则清生而左升。浊气在下，故上不胀，清气在上，故下不泄。而水火之交，全恃乎土。土者，如车之输，如户之枢，四象皆赖以为推迁。《子华子》：阳之正气，其色赤，阴之正气，其色黑②。上赤下黑，左青右白，黄潜于中宫，而五运流转，故有输枢之象焉。输枢运则火下炎而浊降，水上润而清升，是以坎离独斡乎中气。土虚则鸟飞而上，鱼动而下，火则上炎，水则下注。浊气在上，则生䐜胀，清气在下，则生飧泄。

　　胀泄者，太阴脾土之湿盛也。土生于火而败于水，火旺则阳明盛而湿亦化燥，水旺则太阴盛而燥亦化湿。燥则运行，湿则滞塞，运行则谷消而便坚，滞塞则完谷而后泄。《调经论》：

----

　①　实即虚虚即实：语出《关尹子·七釜》。《关令尹》即《关尹子》。
　②　子华子……其色黑：语出《子华子·阳城胥渠问》。

志有余则腹胀飧泄。肾藏志而气寒，志有余者，寒水泛滥，入土化湿，木郁风动，是以胀泄并作也。

太阳以寒水主令，手太阳化气于寒水，故丁火常热而丙火常清，少阴以君火主令，足少阴化气于君火，故癸水常温而壬水常寒，今癸水反寒而壬水反热，此以下焦之火泄也。《灵枢·本输》：三焦者，足太阳少阴之所将，太阳之别也，并太阳之正，入络膀胱，约下焦，实则闭癃，虚则遗溺。三焦之火，秘于肾脏，则腑清而水利，泄于膀胱，则腑热而溺涩。以水性蛰藏，木性疏泄，相火内秘，癸水温暖，此乙木生发之根。火败水寒，乙木不生，益以湿土陷遏，生发不遂，而愈欲疏泄，故相火离根，泄于膀胱。乙木常陷，则肾精不藏，泄而不通，则小便不利。此癸水寒滑，壬水热涩之原也。

三焦之火随太阳寒水下行，秘于癸水而不泄者，寒水蛰藏之力也。手之六经皆行于手，惟三焦之下腧在足太阳之前，出于腘中，下贯腨肠而入于外踝。肾得此火，癸水温暖，故骨髓不寒，《二十四难》所谓少阴冬脉，伏行而温于骨髓也。火泄髓寒，则腿足不温。膝膑者，溪谷之会，寒水下流，溪谷凝冱①，故膝冷倍常也。足太阳入于腘之外廉，脉动委阳，足少阳出于腘之内廉，脉动阴谷，经络寒冱，血涩而筋急，夜卧寒增而气滞，故相引而痛也。

寒水不生乙木，筋脉失荣，故病阳痿。肝主筋而脉循于阴器，前阴者，筋之聚，故名宗筋。木生于水而长于土。《痿论》：阳明者，五脏六腑之海，主润宗筋。阴阳总宗筋之会，会于气街，而阳明为之长。足之三阴、阳明、少阳、冲、任、督、跷，

---

① 冱（hù 互）：冻结。

九脉同会于宗筋而独长于阳明者，以阳明为多气多血之经。气以煦之，血以濡之，筋脉滋荣，则坚硬不痿。水寒土湿，生长失政，木气菀槁，故阳痿而囊缩也。

寒热者，阴阳胜复之故，属在少阳。少阳居二阳三阴之中，半表半里，午后阴长阳消，阴盛而侵阳分，表闭而寒来，阳复而侵阴分，里郁而热来。胜复迭乘，则往来寒热。凡病一见寒热，是为外阳内阴二气不和。表里阴盛，则但寒而不热；表里阳盛，则但热而不寒；里阴表阳均势相争，则见寒热。从此阴胜阳奔①，乃至惟有恶寒，抑三阴而扶二阳，当为预计也。

肝胆不调，总由土湿。土湿则脾陷而胃逆，脾陷则乙木不升而郁冲于下，胃逆则甲木不降而郁冲于上。木位于左，故痛连左胁。肝胆左郁，故气结而作酸。土困木贼，故脐腹作痛也。胃逆则肺无降路，刑于肝火，而病嗽咳。

肺司气而主声，《关尹子》：金坚故实为五声。以肺之为体，孔窍玲珑，清气飘扬，冲而不盈，呼之则气升于颠，吸之则气降于踵，息息归根，孔窍无阻，是以不嗽。肺气逆升，冲于孔窍，窍阻气塞，则嗽而出之，故戛然而鸣。《生气通天论》：所谓秋伤于湿，上逆而咳者，正谓此也。

人身之气，足阳明化气于燥金，手太阴化气于湿土者，常也。燥胜其湿，则肺金收降，湿胜其燥，则肺金郁升。今手太阴化己土之湿，足阳明不化庚金之燥，胃土上逆而湿气堙塞，则津液瘀浊而化痰涎，日见其多耳。土困于中，而四维皆病。

治法燥土暖水，疏木达郁，清金降逆。水温土燥，则土气

----

① 奔（fèn 愤）：通"偾"。覆败。《诗·大雅·行苇》"序宾以贤"毛传："奔军之将。"

回旋，木升金降，痰消而嗽止，水利而便调矣。

季长病泄半载，为庸医误药，已至危急。用温中燥土、暖水达木之方，腹中滞气一啜而散，阳气浸淫，见于眉宇之间，数剂泄止。

庸工以胀泄为脾气之散，用五味、木瓜、山萸、芍药诸品。中气郁结，而再服酸收，是益其源而障其流也。至于十全大补一方，真俗腐之妄作，人每用以治泄利，不通之至！

肠澼解

田西山，乡试旅中，饮冷露卧，因病下利，日百余次。少腹痛坠，绕脐气块如石，数道上攻，左胁更甚，痛叫不已，胸膈若烧，肛门如烙，小便热涩，气街大筋突起跳动鼓指，发手热气下于两股，状如汤沃，阳缩囊绉，蜷卧膝冷，谵语离魂，不食数日矣。

此其中焦寒湿，上下俱热。常人胃土右降，则甘饮食，脾土左升，则化水谷，胃降则甲木不逆，脾升则乙木不陷，木气无郁，故上下冲和，痛胀不生。饮食寒冷，伤其脾阳，不能蒸水化气，水谷并下，注于二肠。水气浸淫，脾土湿陷，抑遏乙木不能升达，肝气郁冲，故生痛胀。木以升泄为性，既不上达，则下决二阴，以泄粪溺。水在二肠，不在膀胱，故小便不开而大便不阖。水去土燥，肝脾升运，泄利自止。脾阳陷败，寒湿愈增，则泄利不止，遂便脓血。盖乙木直升，糟粕顺下，隧道无阻，故脂血不伤。乙木郁陷，滞气梗塞，糟粕不能顺行，脂血摧剥，与之俱下，是以作痛。君火胎于乙木，温气陷遏，不得上化君火，故生下热。湿邪淫蒸，脂血腐化，是以成脓。乙木陷于大肠，沉坠不升，是以后重。久而脂血伤残，刮迹而去，侵及脏腑，中气溃败，是以死也。

阳明以戊土而化燥金，金燥则能收降，故阳明之气，善于下行。太阴之湿，胜其阳明之燥，则脾既下陷，胃亦上逆。胃逆则甲木无下行之路，甲木化气于相火，相火上炎，是以胸膈烦热。君相同气，二火燔腾，心神扰乱，是以谵语。胆木失根，相火郁升，营血不谧，是以魂离。胆位于左，经络痞塞，是以结梗，下行无路，是以逆冲而上也。

气冲者，阳明动脉，在毛际之旁，腿腹之交。阳明之气，不遂其下行之性，故气冲即气街。郁蓄，而生跳动。《灵枢·百病始生》：虚邪之中人也，其著于伏冲之脉，揣之应手而动，发手则热气下于两股，如汤沃之状。《痿论》：冲脉者，经脉之海，主渗灌溪谷，与阳明合于宗筋。阴阳总宗筋之会，会于气街，而阳明为之长。阳明多气多血，而冲脉又与诸筋总会阳明之气街，穴腧充满，故气街之动脉常大。伏冲即冲脉之深而在脊者，风寒袭于冲脉，郁其经气，盛满莫容，走阳明而归气街，是以跳动鼓指也。是其上热在于少阳，下热在于厥阴，而上下郁热之根，则由己土之湿，土湿之故，则由癸水之寒。

后世庸工以为痢证无寒，不知其热并不在于中焦，况三焦皆寒，上下无热者亦复不少，而以硝黄重泻胃气，湿寒愈增，轻则生鼓胀之病，重则死矣。大凡新秋病痢，皆暑夏生冷之所伤，俗医以为暑邪，而用寒攻，无有不误者也。

治法当泻土湿而疏木郁，其热盛者，凉行其滞，其寒盛者，温行其结。令其脾燥肝升，凝结通达，瘀清腐扫，脂血调和，则痛坠全瘳，脓血弗下矣。至于历代医书痢证诸方，荒唐不经，未足深辨也。

西山平素尚俭，量腹而食，度身而衣，病不服药，已至危剧。诊之尚可救挽，而自分不起，意欲勿药。谓：半月以来，神魂迷离，精魄荒散，窃觉病势已革，卢扁复生，恐难为力。君且莫喧，以扰余心。仆与西山童稚交善，解而慰之曰：今卢扁在此，公未见知耳。若得灵药一匙，即可返魂，勿恐。用燥土温中、行瘀散滞、清胆达木之方，强而饮之。一服而差，遂不再服。月余扶杖而行，善饥善后，食入俄项即下。问何以故？仆闻语大笑：公少服药数剂，此成洞风矣。《史记①·仓公传》：阳虚侯相赵章、齐淳于司马皆尝病此。公脾土未调，土郁风旺，疏泄水谷，肠胃空洞，风木不达，中气难复也。问：此可无患恐之？曰：赵章之病，仓公以为法五日死，公尚无子，那可惜此小费，为后世嗤耶！曰：淳于司马何以不死？吾命在天，不在吾子之手。言之再四，不听，如此数月，后竟无恙。但右手战麻，写字艰难，每为考试所苦，终不服药也。

脾胃解

业师于子蓬司铎②金乡，录证来问：自来饮食不多，今止三分之一，稍多即伤食泄利，鱼肉绝不思食，食枣数枚即发热，食柿饼半枚即欲泄，陪客茶多，晚即不寐，不食晚饭十余年矣。饮食调适，终日不唾，若晚饮杯酒，略服温燥，则痰唾黏联，长如唾丝，睡即涎流，大便成粒。每晚将睡，必思登溷③，小便短少，夜醒必溺，五更水谷消化，此时更多，溺多晨起必渴，饮食亦甘。平素气禀如是，往时自制加减四君丸：黄芪、白术、茯苓、橘皮、甘草、当归，遇脾胃寒湿，便服一二次，甚觉有

① 记：原脱，诸本同，据原文所引出处补入。
② 司铎：谓掌管文教。相传古代宣布教化的人必摇木铎以聚众，故称。
③ 溷（hùn 混）：厕所。

效。向来不敢饮酒及食诸燥热之物，六月食凉粉，霍乱呕吐并作，八月六日食黍糕半枚，午后省牲①，在明伦堂②呕吐原物。自此饭后常觉气逆欲吐，左胁贴乳，上冲喉下，隐隐似痛，半日食消，方才气顺。服四君丸，发热面赤，耳后如火，两背酸痛，胸腹燥渴。啖黄梨半枚而愈，是后每日啖梨乃安。往日一食便泄，今止大便润湿，不似从前结若羊矢而已。吾恐饭后欲吐，将成反胃证，则可虑矣。前时腰痛腿重，此际已愈，但坐卧少久，不能遽起，是老年常景，非关病也。但有还少仙方，自当更妙，但恐不能耳。偶服六味丸，即觉腹中寒滞，服八味三剂后，更觉燥热，耳后如火。或谓附桂少故，非也。吾脏腑大概寒热俱不受，须不寒不热、不燥不湿、平中带补之剂乃可。此意与县中医士言之，为吾制菟丝丸③，服之甚不佳，而四君丸平日最效，今便燥热不受。大抵渐老渐衰，甚有血虚火起之意，当用何药治之，人还即寄方来。

详观平日旧证：自来饮食不多，渐老渐减，稍多即伤食作泄，此脾气之弱也。脾为太阴湿土，阳明之燥足以济太阴之湿，则脾阳升运，水谷消磨。湿旺燥衰，中气莫运，多食不能消化，故病泄利。肉食更难消磨，过时陈宿，反伤胃气，是以不思。食枣生热者，甘缓之性善滞中气，土滞则脾陷而胃逆，胃逆而甲木不降，相火上炎，是以生热，非大枣之性热也。食柿饼作泄者，寒败脾阳也。茶多不寐者，阳气收藏则为寐，收藏之权，

---

① 省牲：古代祭祀前，主祭及助祭者须审察祭祀用的牲畜，以示虔诚，称为"省牲"。

② 明伦堂：多设于古代文庙、书院、太学、学官的正殿，是读书、讲学、弘道、研究之所。

③ 菟丝：原作"兔丝"，按现行规范药名改，下同。

虽关金水降蛰，而金水降蛰之原，实由戊土之降。荼多滋其土湿，阳明不降，金水失收藏之政，故神魂升泄而不寐也。不食晚饭者，日暮阳衰，不能腐化耳。晚饮杯酒，痰生涎流者，酒助土湿，湿动胃逆，津液壅郁，则化痰涎，下行无路，是以逆行也。大便成粒，硬若羊矢者，下焦阴旺，肠窍约结，糟粕传送，不能顺下。下而辄闭，蓄积既多，乃复破隘而下。下而又闭，零星续下，不相联属。大肠以燥金主令，而手足太阴，湿旺津瘀，但化痰涎，不能下润大肠，是以燥结成丸，枯涩难下，实非下焦之阳盛也。晚思登溷者，阳衰湿动，肝脾郁陷也。夜多小便者，子半阳生，水谷消化也。便多水利土燥，故思饮而甘食。四君丸，术、甘补中，茯苓泄湿，橘皮利肺，当归滋肝，与脏气颇合，是以能效。近食凉粉吐泄，寒湿伤脾。黍糕胶黏难化，原物涌吐。阳明胃气，本自下行，屡呕气逆，因而上行。饭后中焦郁满，胃气不下，是以欲呕。胃逆则胆无降路，亦遂上冲，胆位于左，故左胁冲喉，隐隐而痛。食消而胆胃皆降，故气顺也。平时颇宜四君丸，今乃燥热不受，非药性之热，乃中气之愈衰也。归、芪、术、甘，壅滞不行，茯苓、橘皮，不能开其郁塞，君相之火，不得归根，遂生上热，与食枣发热之故，理相同也。梨以甘寒疏利之性，清其郁热，是以渴燥皆止。菟丝收敛固涩，与湿旺土郁之证，愈为助虐，甚不宜也。八味暖水滋木，与肝肾燥寒，未为相反，但以地黄入胃，留恋湿土，湿动胃逆，则附子不能下温癸水，而反助甲木上炎之火。耳后火起，少阳胆经络于耳后故也，何关桂附多少乎？六味滋湿伐阳，原属庸工妄作，更与此证相左矣。

法宜燥土暖水，疏木达郁。水温土燥，木达风清，脾旺湿消，神气渐盈，百龄易得，还少仙方，何其不能！《素问·生气通天论》：圣人服天气而通神明。《阴阳应象论》：能知七损八益，则耳目聪明，身体轻强①，老者复壮，壮者益治。年高之人，阳衰阴旺，是以易老。若以药物抑阴扶阳，本有还童之理，而愚昧以为妄诞，此下士闻道所以大笑也②。至于素禀脏气虽与人别，而寒热燥湿一切不受，是方药之差误，非宜寒不受寒，宜热不受热也。此以肠胃柔脆，不堪毒药，少服便效，未宜多用也。

十一月初，先生又录证来问：吾十月十五生日，行香后，使客纷纭，颇劳酬酢，饭毕腰痛，脊骨两旁，筋急如扯，旧病复发。又因初五六日每晚饮酒数杯，湿热郁积，遂成此证。十六日大势已差，尚能回拜，客进县署。误服八味丸，腰弯不能立行，痛连脊背。乃服羌活、独活、白术、地黄、杜仲、甘草，二剂，背痛少减，而不能行立如故。又服左归饮加白术、葳蕤，痛如前，且觉大便燥，腹内热，两膝酸热。乃服当归地黄饮加黄芩、栀子五分，晨起破腹两三次，身颇轻爽，腰微能直，火气似去，其痛乃移左胯。因往年病疟，左半伤耗，上年腿肿，亦在左畔，此时渐轻，但不及未痛前耳。今欲去黄芩、栀子，第服当归地黄饮。昨日已服一剂，大便尚未滋润，而脾甚觉其湿，思欲空腹服之，压以干物，未审何如？

前悉腰痛一证，已获康愈，今又因饮酒动湿，脾土郁陷，肝气抑遏，盘塞肾部，而生痛楚。肾位于腰，为肝之母，子气不能生发，是以腰痛也。误服八味，助其土湿，木气更遏，是以痛剧。张景岳之左归饮，服之脾湿愈滋，木郁风生，而成燥

① 强：原作“健”，据《素问·阴阳应象大论》改。
② 下士闻道所以大笑也：语本《道德经·四十一章》。

热。归、地、栀、芩，寒湿败脾，木郁作泄，泄后郁热清利，是以微差，而肝气益陷，故痛移左胯，实明减而暗增，非药效也。前此已为误用，若今后常服，土湿日滋而脾阳日败，断不可也。大便之燥，全缘脾湿，湿去阳回，饮食消化，精华升布，津液降洒，大肠滋润，自然便调。倘以归地滋湿，变结燥而为滑溏，则脾阳亏败，为祸深矣。

火逆解

王文源，平日膈上壅塞，常吐清痰。冬夜心惊火发，下自足心，上自膈内，直冲心胸。胸膈痞闷，咽喉闭塞，耳鸣头眩，气虚心馁，四肢无力，遍身汗流，烦躁饮冷，得食稍差，小便清数，大便重坠，阴精欲流，胸腹腰脊表里皆热，手足独凉。将愈则冲气下行，渐而火降烦消，小便热黄乃廖。五六日、半月一作，凡腹中壅滞，或食肉稍多则发。先时足心常热，近则溺孔亦热。医用六味、八味不受，病已四年矣。

此缘土湿胃逆，相火上炎。足少阳以甲木而化相火，自头走足，下行而温癸水。癸水蛰藏，相火不泄，则肾脏温暖而上下清和。癸水不蛰，相火升泄，下自九原①，上出重霄，变清凉之境，为曦赫之域，是以烦热而燥渴也。阳根下拔，浮越无归，故耳鸣头眩，扰乱不宁，以少阳经脉，自锐眦而绕头耳也。热蒸窍泄，是以汗流。君相同气，心火升浮，不根肾水，故虚馁空洞，欲得谷气。足心者，足少阴之涌泉。少阴之脉，自足心循腨内，出腘中，上络于心，循喉咙而挟舌本。相火泄于涌泉之下，故根起足心，自少阴肾脉逆行而上也。其足心溺孔之

———————————

① 九原：原指地下深处，此指身体下部。

热者，手少阳相火之陷也。足少阳从相火化气，病则上逆，手少阳以相火主令，病则下陷。以足之三阳，自头走足，其气本降；手之三阳，自手走头，其气本升。降者不降而升者不升，反顺为逆，是以病也。少阴主藏，手足少阳之火，秘藏癸水之中，则浊气不逆，清气不陷，故上热不生，下热不作。

少阴失藏，甲木常逆，则三焦常陷。陷于少阴之经，则热在足心，陷于太阳之腑，则热在溺孔。《灵枢·本输》：三焦者，足太阳少阴之所将，太阳之别也，并太阳之正，入络膀胱，约下焦，实则闭癃，虚则遗溺。三焦之火，陷于水底，沦落涌泉之下，则不在州都之中，故膀胱寒滑而溲溺清数，是即虚则遗溺之义也。及火退病除，溺孔方热，是相火不归水脏，而又陷于水腑，此乃异日甲木飞腾之原也。甲木之降，机在戊土，戊土降则肺金能收。肾水善藏，戊土右转，金水得收藏之政，此胆火所以下行也。戊土上逆，浊气升填，肺无下行之路，收敛失政，则胆火不藏。遇饮食弗消，中气郁满，胃土全逆，肺金尽革，则胆火拔根而上炎，是旋至而立应者也。其发于食肉中满之际者，土气堙塞，窒其四运之轴，是以胃逆而病作耳。胃腑既逆，脾脏必陷，陷遏乙木升发之气，不得上达，必将下泄，故精欲前流而粪欲后失也。胃逆脾陷，由于土湿，而土湿之故，全因寒水之旺。土不克水，而寒水泛滥，反得侮土。土被水渍，既湿且寒，运化之机，迟蹇失度。一得肥腻，不能消腐，凝滞愈增，则升降悉反，乌得不病耶？土旺四季，人之四肢，即岁之四季。四肢秉气于脾胃，而寒湿在中，流注肢节，故手足厥冷，改其温和之常也。

是宜燥土降逆，以蛰相火。土燥阳回，中气旋转，升降复职，水火归根，君相宁谧，则胆壮而神清，惊骇不生，烦热不

卷三

七一

作矣。

唐太仆王冰注《素问》发壮水益火之言①。嗣后薛立斋、赵养葵、高鼓峰、吕用晦辈祖述其说，乃以六味壮水，退膈上之热，以八味益火，除脐下之寒。不知下寒上热，缘于土败，地黄滋湿伐阳，溃败脾土，服之上热愈增，下寒更剧，是以水益水、以火益火也。土败阳亡，则人死矣。至于今日，恶风布扬，遍满天下，此实仁人君子之所深忧也。

自医理失传，火逆上热之证，概谓阴虚，肆用归地败土，枉杀生灵。至于妖魔下鬼，乃以龟板、天冬、知母、黄柏泻其微阳，得之立死，其祸更惨，此刘朱之遗毒也。君子不操燮理之权，以康斯世，见此群凶屠毒万代，安能默默无言耶！

治文源病，用燥土降逆、暖水蛰火之法，十余剂，不再发。

---

① 唐太仆……之言：指唐代王冰注解《素问·至真要大论》"诸寒之而热者取之阴，热之而寒者取之阳"中"壮水之主，以制阳光；益火之源，以消阴翳"之语。

卷　四

消渴解

吴智渊，病消渴，胸膈燥热如焚，日饮凉水石余，溲亦石余，溲下温热，将毕则寒，其色白浊，魄门失气亦凉，天寒腿膝颇冷，善食善饥，数倍其常。

此缘湿土遏抑，风木疏泄。心火本热，肾水本寒，平人火不上热，水不下寒者，以水根于火，火根于水也。水根于火，则九天之上，阳极阴生，常肃然而如秋；火根于水，则九地之下，阴极阳化，常煦然而如春。盖阳降而化浊阴，又含阳气，阴升而化清阳，又抱阴精，此水火交济之常也。阴阳之升降，必由左右，左右者，阴阳之道路也。右为肺金，左为肝木，金不右降则火逆而生上热，木不左升则水陷而生下寒。下寒则肝木郁泄而善溲，上热则肺金枯燥而善饮。而消渴之病，则独责肝木而不责肺金。

仲景《伤寒》《金匮》：厥阴之为病，消渴。以厥阴风木，生于癸水而长于己土，水寒土湿，生长不遂，木郁风动，疏泄失藏，则善溲溺，风燥亡津，肺金不泽，则善消渴。溲溺不止者，乙木之陷也，消渴不已者，甲木之逆也。甲木化气于相火，与手少阳三焦并归癸水，而约小便。《灵枢·本输》：三焦者，入络膀胱，约下焦，实则闭癃，虚则遗溺。手足少阳，秘藏癸水之中，则下不淋遗而上无消渴。癸水不藏，甲木上逆，则相火升炎而病消渴，三焦下陷，则相火沦落而病淋遗。盖膀胱者，州都之官，津液藏焉，三焦者，决渎之官，水道出焉。膀胱主藏，三焦主出，水善藏而火善泄，其性然也。三焦之火，秘于肾脏，则脏温而腑清；三焦之火，泄于膀胱，则脏寒而腑热。腑清则水利，腑热则溺癃。而三焦之火，不无盛衰，其火盛而陷者，则水腑热涩，其火衰而陷者，则水腑寒滑。热涩者，实则闭癃也；寒滑者，虚则遗溺也。膀胱寒滑，藏气失政，故多溲溺。甲木之逆，三焦之陷，则皆乙木泄之也，是以独责之厥阴。

而乙木之泄，则由太阴之湿陷，阳明之燥逆也。《阴阳别论》：二阳结谓之消。二阳者，手足阳明。手阳明以燥金主令，足阳明从令而化燥。足太阴以湿土主令，手太阴化气而为湿。湿济其燥，则肺胃清降而上不过饮；燥济其湿，则肝脾温升而下不多溲。阳明燥结于上脘，故相火燔蒸而善渴；太阴湿郁于下脘，故风木疏泄而善溺。《金匮》：男子消渴，饮水一斗，小便一斗者，肾气丸主之。相火在水，是为肾气。附子补肾中阳根，召摄相火，相火蛰藏，则渴止而逆收，此反本还原之法也。地黄、丹皮清乙木而润风燥，泽泻、茯苓渗己土而退湿淫，桂枝达肝脾之遏陷，薯蓣、山萸①敛精溺之输泄。制方精良，豪无缺欠矣。

然阴阳有进退，燥湿②有消长，此非尽阳明之病也。消渴而水利者，燥多而湿少，当属之阳明；消渴而溺癃者，湿多而燥少，宜属之太阴。以土湿非旺，则风木疏泄而不藏，是以水利；土湿过甚，则风木疏泄而不通，是以溺癃。二阳结谓之消，是阳明燥盛而水利者也；二阳之病发心脾，有不得隐曲，女子不月，其传为风消，是太阴湿盛而溺癃者也。盖乙木藏血则孕

---

① 山萸：原脱，诸本同，据《金匮要略》肾气丸组方及《金匮悬解》卷十一补。

② 湿：原作"温"，据彭本、小嬛嬛本及上下文意改。

丁火，脾土湿陷，木郁风生，必病消渴。血中温气，化火之根，温气抑遏，子母感应，心火必炎。相火者，君火之佐，君相同气，有感必应，其势如此。病起二阳而究归心脾者，太阴之湿盛也。心火势炎，热甚津亡，故常燥渴，脾土下陷，湿旺木郁，故少溲溺。肝主筋，前阴者，筋之聚，其在男子，则宗筋短缩，隐曲不利，其在女子，出经血瘀涩，月事不来，总由风木盘塞而莫能泄也。如此则宜减地黄而增丹皮，去附子而加芍药。缘木郁不泄，温气陷而生下热，膀胱热癃，则宜芍药，经脉闭结，营血不流，则宜丹皮。去附子之助热，减地黄之滋湿，药随病变，无容胶执也。《金匮》以八味治小便不利，是无下热者。

后世庸工或以承气泻火，或以六味补水，或以四物滋阴。述作相承，千秋一例，而《金匮》立法，昭若日星，何其若罔闻知也。至喻嘉言解《金匮·消渴》厥阴为病一条，以为后人从《伤寒》采入，其于《伤寒》《金匮》，一丝不解，是又庸医之下者矣。嘉言谓：伤寒热深厥深，与杂证不同，是袭传经为热之说，不通极矣。又以下消为热，更谬！

经义渊微，固属难解，仲景八味之法与岐伯二阳结义同符，特庸工不悟耳！

智渊病用肾气丸料煎汤冷饮，覆杯渴止，积年之苦遂除。

气鼓解

田龙章，初秋病痢，服药数剂，痢愈而腹胀，得食更甚，胁内气冲作痛。用温中散滞之方，胀消，心绪烦乱，悦怒不平。又以忿恚而发。数发之后，脐内肿胀，遂成气鼓，喘呼不卧，溲溺艰涩，诸味俱绝，食甘稍差。

此缘脾土湿陷，木郁不达。肾司二便，而粪溺之输泄，其职在肝。阳衰土湿，脾气郁陷，抑遏乙木升发之气，下冲魄门，泄其积郁，而传道阻梗，是以病痢。过服寒泄，伤其脾阳，痢止土败，不能升运，木气犹遏，故多忿怒。怒伤肝气，贼虚脾土，肝脾郁迫，不得发舒，故清气壅阻而为肿胀。脾主消磨，肝主疏泄，饮食入胃，脾阳升磨，谷精上运，则化气血，谷滓下传，则为大便。而水之消化，全赖土燥，克以燥土，蒸而为气，雾气降洒，化而为水，以输膀胱。粪溺蓄积，泄以风木之气，水利于前，谷行于后，则后不至泄而前不至淋。水利土燥，脾升木达，清阳旋转，肿胀所以不作也。土湿不能蒸水化气，乃与谷滓并入二肠，水停湿旺，土陷木郁，木气冲决，但冲二肠而为泄利，不开膀胱而导闭癃，是以后窍滑而前窍涩。前窍不开，湿无去路，肝脾日郁，此肿胀所由作也。

肺主气而行水，脾气陷塞，胃无下行之路，则肺金逆上，不能下降而为水，雾气堙淤，故生痰喘。气位于上，水位于下，上不病气鼓，下不病水胀者，气水各得其位也。惟水逆于上，则病水胀，气陷于下，则病气鼓。《金匮》：腰以上肿当发其汗，腰以下肿当利其小便。发其汗者，使积水化气，泄于汗孔，利其小便者，使积气化水，泄于膀胱也。

膀胱通塞，司于三焦，三焦之火，随太阳下行，温肾水而约膀胱，虚则遗溺而不藏，实则闭涩而不通。所谓实者，三焦之火陷于膀胱也，火陷于膀胱者，肝脾之不升也。肝木下陷，郁而生热，传于脾土，土木合邪，传于膀胱，膀胱瘀热，故小便淋涩黄赤。黄者土色之下行，赤者火色之下现。肾主蛰藏，三焦之火秘于肾脏，肾水暖则上生肝木，木之温者，秉于水中之火也。肝木温升，则化心火，肝木不升，温气遏陷，故生下热。温气下陷，生意不遂而愈欲疏泄，故相火失藏。

此宜燥土升陷而达木气。土燥阳升，消化水谷，水能化气而气复化水，下注膀胱。水道清利，湿气渗①泄，肝脾升达，肿胀自消。庸工见其小便热涩，而以黄柏、知母清泻膀胱之热，脾阳更败，湿陷益增，是拯溺而投之以石也，岂不谬与！若脏腑之中，湿旺气结，久而不行，化生腐败，腐败瘀填，则用疏涤五脏之法，去其菀陈。腐败全消，脾阳升布，则精气动薄，神化回潏②，寿命永固，长生不老。此除旧布新之法也。

人生于火而死于水，以阳生而阴杀也。土者，火之子而水之夫，所以制水而救火。太阴湿土，虽名克水，而湿性易发，辄为水侮，故仲景立方，第有泄湿之论，而无补水之条。至刘、朱二家，专事泻火，而鼓胀一门亦谓湿热。不知湿热之原何由而成，此井蛙夏虫之见耳。薛氏加减肾气之法，地黄滋其土湿，牛膝陷其脾阳，附子不能补水中之火，反以益肝胆膀胱之热，服之病轻者效，病重者死，非气鼓之良法也。其减地黄、附子，增车前而倍茯苓，亦恐其滋湿而生热，而不知为湿热之媒，譬犹遗盖而逃雨也，无之而非湿矣。庸工见八味助火，改事寒凉，杀人更捷。此刘、朱之遗祸至今不息，良可悲夫！

龙章病，用燥土达木、行郁升陷之味，十余日全瘳。

噎膈解

李玉林，因积忿病膈，喉紧胸痞，饮食艰阻，焦物稍下，右胁胀痛，腹满气逆，环脐痛楚，酸水泛溢，日呕胶痰，得酒更多，便干，完谷不化。病将半年，日月增剧。医教以多饮牛

---

① 渗：原误作"糁"，据彭本改。
② 回潏（yù 玉）：回荡。

乳，或欲以甘遂下痰，迟疑未服。

此缘肝脾湿陷，肺胃壅阻。人之中气，左旋而化脾土，右转而化胃土。中气健旺，阴阳不偏，则胃气下行，浊阴右降，清虚而善容，脾气上行，清阳左升，温暖而善消。枢轴运动，水谷消磨，精华上奉，渣滓下传。旧谷既腐，新谷又至，气化循环，仓廪常开，所以不病噎膈也。

中气在阴阳之交，水火之分，不燥不湿，不热不寒。脾升则阳气发生而化温，胃降则阴气收敛而化燥，清阳化火乃为热，浊阴化水乃为寒。然则坎离之本，是在戊己，戊己之原，实归中气。中年以外，戊土之阴渐长，己土之阳渐消，往往湿增而燥减，水旺而火衰。寒水胜火，入土化湿，水寒则乙木不生，土湿则肝气不达。重以积怒伤肝，克贼脾土，肝脾郁陷，水谷不消，则肺胃痞升，饮食不纳，相因之理也。

肺位于胸，胆位于胁，皆随胃土下行。胃气上逆，肺胆无下行之路，食下而肺胆愈壅，故胸痞而胁胀。背者胸之府，肺气壅遏，胸膈莫容，逆冲肩背，故肩胛之痛生焉。痰饮者，土金湿旺，雾气湮郁所化。饮食入胃，水谷之消磨，赖乎脾阳，精华之洒陈，赖乎肺气。饮食腐化，游溢精气，上输于脾，脾气散精，上归于肺，肺气飘扬，氤氲布濩①，所谓上焦如雾者也。肺气清肃，将此水谷精华，宣布于毛脉、脏腑之中，化为津液精血，所谓上焦开发，宣五谷味，熏肤，充身，泽毛，若雾露之溉者是也。足太阴以湿土主令，手太阴从湿土化气，燥衰湿旺，木郁金革，水谷在脾而消磨不速，精华入肺而洒陈不利，则气滞津凝，淫佚而化痰涎。肺胃上逆，浊气填塞，益以

---

① 布濩（hù 互）：布散。

痰涎瘀阻，胶黏不下，此噎膈所由来也。肺与大肠表里同气，肺气化津，滋灌大肠，则肠滑而便易。饮食消腐，其权在脾，粪溺疏泄，其职在肝。以肝性发扬，而渣滓盈满，硋①其布舒之气，则冲决二阴，行其疏泄，催以风力，故传送无阻。脾土湿陷，风木不达，疏泄之令弗行，则阴气凝塞，肠窍全闭，关隘阻隔，传道维艰。而饮食有限，糟粕无多，不能冲关破隘，顺行而下，零星断落，不相联接。大肠以燥金之腑，而津液上凝，不复下润，故粪粒干燥，梗涩难下。膀胱者，津液之腑，津液之源，化于肺气，气滞痰结，不获化生津液，下注膀胱，故水道枯竭，小便不利。《阴阳别论》：三阳结，谓之膈。三阳者，太阳也，足太阳膀胱结则小便癃，手太阳小肠结则大便闭。前后闭癃，浊气不能下泄，因而上逆。浊气冲逆，上脘痞塞，是以食阻而不纳。肝脾升达，则下窍疏通而善出，肺胃降敛，则上窍空洞而善入，脾陷胃逆，升降颠倒，则上下不开，出纳俱废。病在饮食便溺之间，而总以中脘之阳虚也。

朱丹溪以下愚谈医，于噎膈一门，首开滋润之法。阳虚湿旺，再以牛羊乳酪败脾阳而助土湿，无不死者。赵氏《医贯》更扇其虐，乃以六味补阴，吕用晦赞扬而刻行之，致使群愚诵习，毒流天下后世，可胜叹哉！

丹溪论病，悉归于痰。不知痰饮化生，全因土败湿滋，乃于噎膈痰多，竟以为燥，此狂夫之下者。是后医书，皆袭其讹，以为阴亏燥甚，遂使病者多死。此自中古以来，庸流立法之误，并非不起之证也。

玉林病，用燥土行郁、升陷降逆、温胃滑肠之法，十余日

---

① 硋（ài 碍）：阻碍。

后，二便皆通，逆气悉下，饮啖如常。

反胃解

林氏，怒后胸膈热痛，吐血，烦闷，多痰，头疼作呕，因成反胃。头面四肢浮肿，肌骨渐瘦，常下紫血。夏月心痛恒作，腹中三块如石，一在左胁，一在右胁，一在心下。痛时三块上冲，痞满嗳浊，心烦口渴，旋饮旋吐。手足厥冷如冰，交秋则愈。经来腹痛，遍身皮肉筋骨皆痛，上热燔蒸。初病因丧爱子痛哭，泪尽血流。后遭父、姑之丧，凡哭皆血。鱼肉瓜果，概不敢食，恃粥而已。粥下至膈即上，时而吐蛔。少腹结塞，喘息不通，小便红浊淋涩，粪若羊矢。半月以后，嗽喘，惊悸不寐，合眼欲睡，身跳尺余，醒梦汗流，往来寒热。凡心绪不快，及目眶青黑，则病发必剧。病九年矣。滴水弗存，粒米不纳，服药汤丸俱吐。

此缘脾陷胃逆，出纳皆阻。胃主降浊，脾主清升①，脾升则清气上达，粪溺无阻，胃降则浊气下传，饮食不呕。脾陷而清气填塞，是以涩闭，胃逆而浊气冲逆，是以涌吐。而出纳废弃，上下关格，总由中脘阳虚，脾胃湿寒，不能消水而化谷。盖水谷消化，糟粕下传，胃无陈宿，故不呕也，即呕亦无物。脾胃湿寒，水谷不消，陈宿停留，壅碍阳明虚受之常，则中脘郁胀，升降倒行，胃气上逆，故呕吐不存也。胃以下行为顺，上行为反，上行之久，习为自然，食停即吐，永不顺降，故曰胃反。饮食不存，无复渣滓入于二便，而肝脾郁结，肠窍塞闭，是以便溺不利。胃气上逆，肺胆莫降，相火刑金，故上热郁蒸，

---

① 清升：小嫏嬛本亦作“清升”，彭本作“升清”。

嗽喘燥渴。辛金不收，则气滞而痰凝。甲木失藏，则胆虚而惊作。相火升炎，泄而不秘，皮毛开滑，斯常汗流。神气浮动，自少梦寐。六月湿旺，胃气更逆，愈阻胆经降路，甲木郁迫，贼伤胃气，则胃口疼痛。少阳经脉，自胃口而下两胁，经腑俱逆，不得舒布，两气抟塞，因成三块。甲木升击，则三块齐冲。土木纠缠，故痞塞嗳气。交秋燥动湿收，是以病愈也。

血藏于肝而敛于肺，阴分之血，肝气升之，故不下脱，阳分之血，肺气敛之，故不上溢。血以阴体而含阳气，温则升，清则降，热则上流，寒则下泄。下温而上清，则条达而红鲜，上热而下寒，则瘀凝而紫黑。凝瘀之久，蓄积莫容，乃病外亡。相火升泄，上热下寒，阳分之血已从上溢，阴分之血必从下脱。经脉败漏，紫黑不鲜，一月数来，或半月方止者，血海寒陷而不升也。经血寒瘀，月期满盈，阻砾风木发舒之气，郁勃冲突，是以腹痛。既不上达，则必下泄。而木气遏陷，疏泄不畅，是以血下而梗涩也。刘、朱论血，以紫黑为热，谬矣！肝藏血而窍于目，肾主五液，入肝为泪，肝气上通于心。《灵枢·口问》：心者，五脏六腑之主也，目者，宗脉之所聚，上液之道也。悲哀忧愁则心动，心动则五脏六腑皆摇，摇则宗脉感而液道开，故泣出焉。悲哀动中，肝液上涌，营血感应，宗脉开张，木火升泄，而金水不能敛藏，是以血泪俱下也。肝脾郁陷，下焦堵塞，故少腹结硬，喘息不通。肝属木，其色青，其志怒，其窍为目。《灵枢·五阅五使》：肝病者，眦青。肝病则郁怒而克脾土，故青色见于目眦。目眦青则病重者，木贼而土败也。木郁则生虫，肝郁则生蛔，故《伤寒》厥阴有吐蛔之条，亦由土湿而木遏也。脾主肌肉，四肢之本，湿旺脾郁，肌肉壅滞而四肢失秉，故生肿胀。经后血脱，温气亡泄，脾阳愈败，故肿胀愈加也。土亏阳败，病重邪深，幸以下窍结涩，阳根未断，是以久病长危而不死也。

林氏久病，几于绝粒。用燥土暖水、温胃降逆、疏木行郁之法，川椒、附子、干姜、茯苓、甘草、桂枝、白芍、丹皮、半夏、苁蓉，半月愈。

中风解

马孝和，素以生计忧劳，因怒中风，左手足卷屈，寒冷如冰，遍身骨痛，惟左半无觉。夜烦谵语不寐，能食不能饮，饮则气逆欲吐，胸闷痰多，大便燥结，小便痛涩，肌色肝黯①，精神惶惑，遇亲故慰问，泣下沾衣。

此缘水寒土湿，木郁风生。肝位于左，其志为怒，其气为风。《子华子》：西方阴，止以收而生燥；东方阳，动以散而生风。观之于天，大块②之噫气必自春发，推之于人，人生之息吹必自肝生。厥阴风木之气，天人所同也，而土燥水暖，则风生不烈。以木生于水而长于土，水暖则生发滋荣，土燥则长育条畅，和风舒布，必无飘忽激扬之灾。水寒土湿，生长不遂，木郁风发，极力疏泄，乃有播土扬砂，摧枯拉朽诸变。木性疏泄，水性蛰藏，使阳根未断，脏气稍存，虽风木飘扬，不至尽泄。《子华子》：水，阳也，而其伏为阴；风，阴也，而其发为阳③。阳根不至升泄于风木者，全赖肾阴之能伏耳。今土湿水寒，阳根欲绝，风木郁飘，肾精不藏。值怒动肝气，飘风勃发，

① 肝黯（gǎn měi 敢美）：皮肤黧黑。
② 大块：大自然。《庄子·齐物论》："夫大块噫气，其名为风。"唐·成玄英注疏为："大块者，造物之名，亦自然之称也。"
③ 子华子……发为阳：语见《子华子·阳城胥渠问》。

素灵微蕴

八二

益以感冒虚邪，束其皮毛，里气郁遏，愈增激烈。风力簸扇，津液消亡，则筋脉挛缩，而病偏枯。此病生于内，而非中八风之虚邪，不能伤也。

肾藏精而主骨，肝藏血而主筋，风燥亡阴，精血枯槁，筋骨失养，故卷屈疼痛。左手足者，风木之位，是以偏伤。肝血既耗，则阳明与冲脉之血，必不充足。阳明多气多血之经，主润宗筋，宗筋主束骨而利机关。冲脉者，经脉之海，主渗灌溪谷，与阳明合于宗筋。肘膝者，溪谷之会，机关之室。阳明冲脉经血枯燥，溪谷焦涸，故机关不利。肝心子母之脏，肝气传心，母病累子，心液亡而神明乱，故烦躁谵语。风木疏泄，阳气不敛，君相升浮，故不能寐。夜半阴隆，阳泄而不藏，故中夜病剧也。大小便者，膀胱大肠之腑，开窍于肾，而输泄之权，则在于肝，风动血亏，输泄不畅，故便干而溺涩也。腿膝厥冷之证，属在厥阴。阴性寒而阳性热，平人阴阳交济，则上不热而下不寒。厥阴阴极阳生，水为母而火为子，受母气于北地，所以下寒，胎子气于南天，所以上热。阳上阴下，不相交接，故厥阴经病，独有厥证。上下者，阴阳之定位也；左右者，阴阳之道路也。风木未极疏泄，则火炎于子宫，水沍于母位，上下之寒热，不至易地。风木大发，扫地无余，阳根尽亡，温气全泄，乙木之温夺于癸水之寒，变东方阳和之地为北边冰雪之场，是以左半手足寒凉而无觉也。肺属金，其气燥，其志悲，其声哭，风伤津液，燥动悲生，触绪哀感，其性如此也。总以寒水泛滥，入土生湿，木郁风作，筋脉失荣。

脾者，孤脏以灌四旁，湿旺津瘀，不能四灌，故内愈湿而外益燥。一旦因情志之内伤，虚邪外袭，风燥血烁，筋挛体枯。以风木而刑湿土，湿气堙郁，化生败浊，孔窍填塞，肺腑郁闷，胃逆则神迷，脾陷则言拙，是皆中气之败也。汤入则吐者，滋其土湿，胃气愈逆也。

法当暖水燥土，而润风木。水暖土燥，乙木荣达，风静体伸，复其骨健筋柔之素矣。

中风证，时医知有外邪，不知有内伤，全用辛温发散，误矣！又或用硝黄下药，是速其死。病理微妙，非近代粗工所知，如刘河间、李东垣、朱丹溪辈，曷能解此！张景岳愚而妄作，又创为非风之论，是敢与岐黄仲景为敌也，又与气脱之证相提并论，尤属愚昧。气脱者，昏迷颠仆，朝病夕死。中风偏枯痿废，犹延数年之命，久病方死，安可混言！风者，百病之长，外感悉同，而病象悬殊，以人之本气不一也。中风，水寒土湿，木郁风摇，外袭风淫，表里皆病，初无西北东南真假之殊。前人之论，一字不通，无足多辨者。

孝和病，用暖水燥土、滋木清风之法，十余剂，拥杖而起，放杖而笑，不知病之去也。

《吕氏春秋》：鲁人有公孙绰者，谓人曰：吾能起死人。吾固能治偏枯，今吾倍所以治偏枯之药，则能起死人矣①。公孙绰虽不能起死人，然未会不善治偏枯。后之医者，倍死人之药，以起偏枯，良可叹息也！

带下解

李氏，夏病赤带，内杂白砂如豆，并下紫血。食不甘味，入口作苦，咽干胸燥思饮，而内实不渴，大便泄利，小便淋浊，

---

① 《吕氏春秋》……能起死人矣：语见《吕氏春秋·似顺论·别类》。公孙绰，原作"公孙悼"。据《吕氏春秋》改。固：原作"故"，据《吕氏春秋》改。

溺前作痛，溺后作痒。

此缘脾土湿陷，风木疏泄。精藏于肾，其性封蛰，而肾水蛰封。由于肺金之收敛，收则生燥，手阳明以燥金主令，足阳明从燥金化气，戊土燥降，收敛得政，阳蛰九地之下，则癸水温暖，藏而不泄。阳明之燥夺于太阴之湿，则戊土不降，肺金失收敛之令，相火升泄，于是癸水莫藏。肾主蛰藏，肝主疏泄，己土湿陷，抑遏乙木生发之气，郁怒生风，竭力疏泄。木能疏泄而水不蛰藏，其在男子则病遗精，在女子则病带下。《灵枢·五癃津液别①》：阴阳不和即水火不交，则使液溢而下流于阴，髓液皆减而下，下过度则虚，虚故腰背痛而胫酸，即遗精带下之证也。女子带下，精液流溢，五色不同。《上古天真论》：肾者主水，受五脏六腑之精而藏之。肾水失藏，五脏陷流，一脏偏伤，则一色偏下。肝青、心赤、脾黄、肺白、肾黑，各有本色，是以不一也。

风木郁泄，相火不秘，甲木之火逆，则胸膈烦热，三焦之火陷，则膀胱热涩。风力郁冲，而木气遏陷，不能畅泄，故溲溺淋漓，梗阻难下。木以疏泄为性，水道不开，势必后冲谷道，以泄怫郁，水谷齐下，则成泄利。水曰润下，润下作咸，水之润下，莫过于海，故海水独咸，一经火煎日晒，则结咸块，白砂成粒者，相火陷于膀胱，煎熬溲溺而结，与煮海成盐之义正相同。膀胱热癃，精溺塞塞，木气郁碍，是以作痛。精溺既下，而木郁未达，是以发痒。风木陷泄，肝血失藏，离经瘀郁，久而腐败，故紫黑时下。其病于夏暑者，湿旺木郁，非关热盛。秋凉则愈者，燥动而湿收也。然木郁热作，是病之标，而火泄

---

① 别：原脱，据《灵枢》篇名补。

水寒，是病之本。推其源流，则由奇经之任带二脉。《骨空论》：任脉为病，男子内结七疝，女子带下瘕聚。任为诸阴之长，水寒血冷，任脉凝洦，阴气搏结则为疝瘕，阴精流注则为带下，无二理也。带脉起于季胁，回身一周，居中焦之位，处上下之间，横束诸脉，环腰如带，所以使阳不上溢，阴不下泄。土败湿滋，带脉不束，督升任降，阳飞阴走，故精液淫溢而不收也。

《金匮》：妇人病下利，数十日不止，暮即发热，少腹里急，手掌烦热，唇口干燥，此病属带下。曾经半产，瘀血在少腹不去。以瘀血凝结，阻水火升降之路，则火逆而生热烦，水陷而为带下，此带证发作之因也。

此当温燥脾肾，疏木达郁，以荣风木。后之庸医，或用清利，或事固涩，阳败郁增，则风木愈泄，是决江河之流而障之以手也，不竭不止矣。

男子淋浊遗精，女子崩漏带下，病悉同源。而庸工不解，其所制各方无可用者。李氏用燥土温中、疏肝清下、蛰火敛精之法，数日而瘳。

耳聋解

张氏，少因半产，下血虚损。中年腹中郁满，头目昏晕，咽喉有物如草。后因媳女卒，病惊悸火发，自肩上项，升腾耳后，右耳遂聋，数日左耳亦病滞塞，怒则更甚。头面麻痒，如蜂蚁纷挠，心烦生躁，则头上汗流，膈右烦热，胶痰瘀塞，食下胸闷吐酸，项脊筋疼，饥则心空气馁，酸水浸淫，心神慌乱不寐，寐必手足麻软，醒后不能转移，腿胫骨髓空虚，筋脉酸楚，膝踝浮肿，小便赤涩。病半年矣。

此缘土湿火升，清陷浊逆。《阴阳应象论》：北方生寒，在脏为肾，在窍为耳。耳为肾官，亦为心官，《金匮真言论》：南方赤色，入通于心，开窍于耳。肾藏精，心藏神，神为阳，精为阴。阳清而阴浊，清气上升，则孔窍空虚，浊气上逆，则孔窍闭塞，空虚则善听，闭塞则莫闻。而阴根于阳，阳根于阴，阴生则浊，阳生则清，清则必升，浊则必降。盖水为纯阴而内含阳气，此气左升则化木火，是清阳出于浊阴之中也。火为纯阳而中抱阴精，此精右降则化金水，是浊阴生于清阳之内也。肾水之内，一阳常升，心火之中，一阴常降，七窍空虚，但有清阳布濩，而无一线浊阴，稍生闭塞，是以声入耳通，钜细必闻。非水火相济，精神互交，不能如是，故耳以一窍而并官心肾。

心为君火。相火者，君火之佐也，胆以甲木而化相火，随君火而交癸水，君相下根，则精温而清升，神肃而浊降。神胎于魂，魂藏于血，血统于肝，肝胆之气，表里相合。血脱则温气亡泄，魂虚木陷，不能生火化神，则心君浮动，常有升摇之意，而温泄胆寒，甲木失其培养，君相感应，亦将飞腾。其头目昏晕，咽喉梗硋者，皆甲木飘扬，根本不秘之象也，但未全逆耳。偶因惊悸卒发，君相同奔，浊气上逆，孔窍冲塞，是以重听不闻。少阳之脉，循耳后而下肩项，甲木逆冲，由经倒上，故相火升炎，自肩项而绕耳后也。君相下行，肺金敛之也。肺自右降，相火上逆，肺金被克，收令不行，故先聋右耳。胆自左升，续则渐及本位，故后聋左耳。怒则胆气更逆，是以病加。甲木郁升，浊气纷乱，故头面麻痒，如蚁动蜂飞。火能上泄，金不下敛，故头上汗流。肺被火刑，故膈右烦热。君相虚浮，故心慌胆怯，不能梦寐也。

究其根原，总由阳衰而湿旺。太阴以湿土主令，而清气左升则化阳魂，阳明从燥金化气，而浊气右降则生阴魄。盖肺金藏气而含魄，胃为化气之原，气清则魄凝，肝木藏血而含魂，脾为生血之本，血温则魂见。气之清者，生水之基，故精孕于魄；血之温者，化火之根，故神胎于魂。火旺则土燥，水盛则土湿，燥济其湿，则胃降而脾升，湿夺其燥，则脾陷而胃逆。血脱温亡，泻其化火之根，火衰水盛，精脏生寒，寒水上泛，脾土滋湿，湿夺阳明之燥，脾陷胃逆，故君相拔根而肺失收藏之政也。

  胃土不降，浊气右填，肺津郁遏，凝为痰涎，蒸以君相之火，则胶塞不流。脾湿不化水谷，食下而中焦郁胀，肺胃更逆，故胸膈壅闷。肺气不得前下，逆而上冲，后侵太阳之部，故项脊筋疼。肾主髓，《灵枢·决气》：谷入气满，淖泽注于骨，补益脑髓，是肾为髓之下源而肺为髓之上源也。肺郁化痰，无缘下生肾水，故骨髓空虚。脾陷木遏，筋脉不舒，故觉酸楚。脾主五味，入肝为酸，土燥则乙木直升，土湿则乙木曲陷，吞吐酸水者，湿土而遭曲木，温气抑郁之所化也。谷消气馁，胃虚心空之时，乙木郁冲，故酸水泛滥。阳气不得下达，阴凝气滞，故膝踝浮肿。寐而中气愈郁，不能四布，故手足麻软。水源上竭，膀胱空涸，而乙木遏陷，疏泄不行，是以水道淋涩也。

  《灵枢·决气》：液脱者，脑髓消而胫酸，精脱者，耳聋。今骨髓空虚，膝胫酸楚，孔窍闭塞，音响不闻，浮据经语，参以当年失血，甚似精血脱亡，阴虚阳盛。不知亡血失精，泻其阳根，水寒土湿，胃逆火升，故令病此。《灵枢·邪气脏腑病形》[①]：十二经脉，三百六十五络，其血气皆上于面而走孔窍，其别气走于耳而为听。而胆脉下行，正由耳旁，《灵枢·卫气》：足少阳之标，在窗笼之前。窗笼者，耳也，胃降则胆木下达而耳

---

  ① 灵枢邪气脏腑病形：原作《邪气脏腑病形论》，据《灵枢》篇名改。

聪，胃逆则胆木上盘而耳聋。以耳者宗脉之所聚，胃者十二经脉之海，宗脉浊降而清升，机在阳明。《通评虚实论》：头痛耳鸣，九窍不利，肠胃之所生也。手阳明之燥衰，足阳明之湿旺，胃不化气于燥金，而化气于湿土，此头痛耳鸣，九窍不利之原也。

张氏病，为制燥土降逆、清金敛火、暖水升陷、疏木达郁之方，晨起净鼻，右耳响声如雷，豁然而通。鸟语蝇声，聒耳喧心，盘水洗面，波涛溯沛①。此以久塞之窍，忽得清空，虚灵乍复，无足为怪。《晋书》：殷仲堪父，名师。尝病耳聪，闻床下蚁动，声若牛斗，亦由宿障新开，是以如此。午后气平，声闻如常。接服十余剂，加椒、附温下而康。

目病解

玉楸子②中外条固，夙无苛殃。甲寅③八月，时年三十，左目红涩。三日后白睛如血，周外肿起，渐裹黑珠，口干不饮，并无上热烦渴之证。延一医诊之，高冠严色，口沫泉涌，以为大肠之火，用大黄、黄连下之，不泄，又以重剂下之，微泄，不愈。乃意外有风寒，用滚茶一盆，覆衣熏蒸，汗流至踵，不愈。有老妪善针，轻刺白珠，出浊血数十滴如胶，红肿消退，颇觉清朗。前医犹谓风火不尽，饮以风燥苦寒数十剂，渐有飞白拂上，如轻雾蒙笼。伊谓恐薄翳渐长，乃用所谓孙真人秘方，名揭障丹，一派辛寒，日服二次。又有熏法，名冲翳散，药品如前，煎汤热覆，含筒吹熏，取汗如雨，每日一作。如此半月，薄翳渐长渐昏，蟹睛突生外眦，光流似电，脾阳大亏，数年之内，屡病中虚，至今未复。

① 溯沛：水激声。
② 玉楸子：作者黄元御的别号。
③ 甲寅：指清雍正十二年，即 1734 年。

此缘阳泄土败，木陷火亏。《金匮真言论》：东方色青，入通于肝，开窍于目。《灵枢·脉度》：肝气通于目，肝和则目能辨五色矣。目官于肝而实窍于心，《解精微论》：心者，五脏之专精，目者，其窍也。盖肝藏魂，肺藏魄，肾藏精，心藏神。肾为阴，心为阳，五行之性，阴静而阳动，静极则阴凝而为精，动极则阳发而为神。方其半静，精未凝也，而精之阴魄已结，方其半动，神未发也，而神之阳魂先生。《关尹子》：精者魄藏之，神者魂藏之①，即此理也。阴静则精凝而为幽，阳动则神发而为明，神魂者，肝心之阳，故并官于目。心以丁火而含阴根，降则化水；肾以癸水而含阳根，升则化火。火降而化浊阴，必由心而之肺，水升而化清阳，必由肾而之肝。有阳必升，无阴不降，升则下浊，降则上清。阴浊则暗，阳清则光，清阳之位，微阴不存，而后神魂发露而为明也。清阳上升，必由于脉，脉之沉者为经，浮者为络。头上经络，清升浊降，是谓纯阳，而诸脉皆属于目。《灵枢·邪气腑腑病形》：十二经脉，三百六十五络，其血气皆上于面而走孔窍，其精气上走于目而为睛，是周身之阳，无不由脉而上升于目也。而诸脉之升，则由于心，以心主脉而窍于目，故诸脉在胸则皆属于心，在头则皆属于目。心目者，同为宗脉之所聚也。阳由脉升，则清明在上，以神生于阳而阳旺于火。少阴者，君火也；太阳者，寒水也。少阴以君火主令，降则下温而不寒，太阳从寒水化气，升则上清而不热。君火之降，必协甲木，甲木化气于相火，君令臣随，自然之理。君相之降，司之于金，金主收而水主藏，收令旺则君相之火由金而归水，神交于精。深根宁极，而后太阳之上升者，

---

① 精者……魂藏之：语本《关尹子·四符》。

清虚而不乱，火清则神宇泰定，而天光发矣。手太阳以丙火而化寒水，升则火清。金气不降，则君火上炎而刑金，相火秉令，甲木亦逆，肺金被克，收令不行。火随经上，营血沸腾，白睛红肿，阳光散乱。清气陷遏，浊气郁升，云雾迷漫，乃生翳障。火退清升，云消雾散，翳障自平。阳衰气滞，云翳不退，障其神明，神虚不能外发，久则阳气陷亡，神去而明丧矣。

左目者，阳中之阳也。《阴阳应象论》：天不足西北，故西北阴也，而人右耳目不如左明，地不满东南，故东南阳也，而人左手足不如右强。阳者其精并于上，则上明而下虚，故其耳目聪明而手足不便也，阴者其精并于下，则下盛而上虚，故其耳目不聪明而手足便也。以东方者，金水既衰，木火方旺，清阳当令，神魂畅发，此升魂所以为贵而降魄所以为贱也。而阴魄右降，阳魂左升，全赖中气之运。中气运转，胃降脾升，则金收西北，阴从魄敛，木生东南，阳自魂发，浊阴归地，清阳上天，《亢仓子》所谓清而能久则明①也。阳衰土湿，中气莫运，则升降迟滞，四维不转，水陷火逆，是以目病。水陷则乙木与庚金不升，火逆则甲木与辛金不降。木主血，金主气，乙木庚金不升，则气血之清者下陷，甲木辛金不降，则气血之浊者上凝，翳膜凝结。中气未败，俟其浊降清升，则明复翳退，弗为害也。乃火已降矣，犹以苦寒泄于下，辛燥汗于上，内外铲削，元气败竭。辛金甲木，永不能降，庚金乙木，永不能升，则阳常下陷而阴常上逆。头上经络，浊阴冲塞，气血凝涩，津液堙瘀，翳障层生。阳神蔽锢，而光明损矣。

《灵枢·决气》：气脱者，目不明。气统于外而根于中，人

---

① 清而能久则明：语见《亢仓子·全道》。

身下则肾气，上则肺气，中则胃气，外则卫气。气盛于外，故悉统于卫，而卫生于谷，故并根于中。卫气夜行于阴，昼行于阳，常随中气出入。其行于阳也。平旦寅初从足太阴之经而出于睛明，睛明在目之内眦。故目张而能视。卫出于目，则上下中外之阳随而俱升，阳盛则日月淑清而扬光矣。中气亡泄，诸阳俱败而不升，故目不明也。《五脏生成论》：肝受血而能视。以血藏温气，升则化火，魂舍于血而神生于魂也。《二十难》：脱阴者目盲。以阳根于阴，阴脱则阳根绝也。而究其根本，悉关中气。

　　后世庸工不解，或谓火盛，或谓阴虚，是以天之中央在燕之北与越之南也。至于火退昏翳，全由阳败，而再服清润，不亦谬乎！眼科如《原机启微》，一字不通。张子和、刘守真之论更属荒诞。薛立斋安载《医案》之中，赵养葵、吕用晦等谬加赞扬。继以《证治准绳》《眼科全书》《审视瑶函》《银海精微》《龙木禅师》① 诸书，真介葛卢②、管公明③所不解也。而九域传诵，业此名家，从此目病之人，皆变离朱④而为瞽旷⑤矣。何图天壤之间，又有孙真人《秘谈》一书，更出诸人之下。今《千金》具在，岂思邀仙灵，而为此厉鬼耶！庸愚醉梦，习之以胶人目，谓非酷欤！

　　眼病悉在经络，其赤肿疼痛，皆手太阴、足少阳二气之逆冲也，法宜清胆肺而降冲逆。至于中虚下寒，则全宜温燥，白珠红肿，当行其瘀血，浮翳初生，先破其滞气，自应随手病除。乃不事此，妄以汗下亡阳，致使中气颓败，翳障坚老，何哉？

---

① 龙木禅师：即《眼科龙木论》。

② 介葛卢：春秋时期介国国君，相传通兽语，见《左传·僖公二十九年》。

③ 管公明：管辂，字公明，三国时期魏国术士。

④ 离朱：古代传说中的人物，据说此人目力极佳，能视于百步之外，见秋毫之末。《庄子》《孟子》《淮南子》等均有相关记载。

⑤ 瞽旷：即春秋时期晋国盲人乐官师旷，《庄子·胠箧》有相关记载。

序 意

　　玉楸先生，宰思损虑，气漠神融，清耳而听，明目而视。既遭庸医之祸，乃喟然太息，仰榱①而叹曰：是余之罪也。夫昔杜子夏②、殷仲堪③辈，祸剧折肱，而未尝游思医事，后之病者，不能遁天之刑也。

　　古之至人，视听不用耳目，自兹吾作庚桑子矣。杜门谢客，罄心渺虑，思黄帝、岐伯、越人、仲景之道，三载而悟，乃知夫圣人之言冥冥，所以使人盲也。

　　轩岐既往，《灵》《素》犹传。世历三古，人更四圣④，当途而后，赤水⑤迷津，而一火薪传，何敢让焉？因溯四圣之心传，作《素灵微蕴》二十有六篇，原始要终，以究天人之际，成一家之言，藏诸空山，以待后之达人。岁在庚申⑥九月二十八日草成。

　　悲夫！昔屈子、吕氏之伦。咸以穷愁著书，自见于后，垂诸竹素，不可殚述。使非意有郁结，曷能冥心⑦于冲虚⑧之表⑨，骛精⑩于恍惚之庭，论书策以抒怀，垂文章以行远哉！

---

　　①　榱（cuī 催）：椽子。
　　②　杜子夏：西汉杜钦，字子夏，少好经书，不好为吏。
　　③　殷仲堪：陈郡长平人，殷融之孙，曾任东晋振威将军、荆州刺史。撰有《殷荆州要方》，已佚。
　　④　四圣：即前文所指黄帝、岐伯、越人、仲景。
　　⑤　赤水：古代神话传说中的水名。
　　⑥　庚申：清乾隆五年庚申，1740 年。
　　⑦　冥心：苦心潜思。
　　⑧　冲虚：恬淡虚静。
　　⑨　表：外。
　　⑩　骛精：犹骛神，驰神。骛，通"鹜"。

杝　元[①]

玉楸子著《素灵微蕴》既成，徇华之客[②]以为不急之务，虚緪[③]岁月。乃述上圣之功，剖作者之义，作杝元以解嘲。其辞曰：

涒滩[④]之岁，节届初冬，玉楸子独处乎寒青之馆，神宁于遥碧[⑤]之亭。时则玄阴晦朔，素雪飘零，梧槭槭[⑥]而叶堕，松谡谡[⑦]而风清，闲庭寂寥，不闻人声。

有北里望人者，轩车南驾，驻辔相过。袨服綷縩[⑧]，高冠伟峨，扬眉张颊，言涌如波。闻子穷年作解，一空冥搜，椓[⑨]天地之奥，锲鬼神之幽，障千寻之浪，扫五里之雾，信乎？玉楸子曰：唯。客乃傲然而笑曰：吁嗟吾子，茫乎愚矣！乃者乾光[⑩]耀采，文运璘斌[⑪]，群才云骇，万汇烟屯，人附虬龙之翼，家荫鸾凤之林，蔚然如长风之凌劲翮，荡乎若大壑之纵游鳞。是以朝无佞禄，野无伪隐，滋兰蕙[⑫]之不足，又曷事乎析薪[⑬]？

---

① 杝（zhì 至）元：剖白原义。杝，顺着木理劈柴，引申为依理剖析。

② 徇华之客：追求浮华的人。

③ 緪（gēng 耕）：通“亘”（gèn），连接，贯穿。

④ 涒滩（tūn tān 吞贪）：古用纪年法，岁阴申的别称。《尔雅·释天》：“（太岁）在申曰涒滩。”黄氏作此书为庚申年，故其曰涒滩之岁。

⑤ 遥碧：遥远的碧空。

⑥ 槭槭：象声词。风吹叶动声。

⑦ 谡谡（sùsù 素素）：象声词。形容风呼呼作响。

⑧ 綷縩（cuì caì 翠蔡）：即“綷䌨”，象声词，衣服摩擦声。

⑨ 椓（zhuó 浊）：本义为敲击，引申为深入探究。

⑩ 乾光：日光。比喻君王的恩泽。

⑪ 璘斌：光彩缤纷貌。

⑫ 兰蕙：香草。多比喻贤者。

⑬ 析薪：劈柴。此喻隐居不仕。

今吾子匿秀山巅，藏云水曲，栖心于恍惚之庭，梏神于冥漠之麓，意疲精殚，手胼口瘃①，仰远鹜乎九霄，俯深钓于穷谷。纵彰微理于遐年，畅名言于遗录，曾不得掇巍科②，阅朝轴③，凌高轩，纡佩玉，洵所谓刻棘端之沐猴④，镂冰玉之画弸⑤。人以为结珞⑥之与玙璠⑦，吾以为燕石之与鼠璞⑧。况今医子蜂生，方书代作，人自以为俞跗，家自以为扁鹊，附讬贵游，凭依高爵，舒虹霓以蓄尘，攀骊龙而云薄，莫不意色礚磕⑨，声华灼烁。今吾子足不出于方州，行不越乎闾里，抱一篇以长吟，面百城以自喜，仰屋梁以咨嗟，抚空几而叹只。子不如还车息驾，折柱摧弦，萧凉书阁，寂寞云檐，松声两岸，花影一帘。于焉啸乐可以盘桓，何为涉彼漫漫之歧路，遣此駸駸⑩之岁年！

玉楸子振臂而起，仰天而嘘：夫闻清商而谓角，非徽弦⑪之过，听者之不聪也；见和璧而曰石，非琼瑶之贱，视者之不明也。世皆宝瓴甋⑫而憎琬璞，重箹拍而弃钟吕，又何诧乎子之

---

① 手胼口瘃：手生茧，口生疮。瘃（zhú 逐），病名，即疮。
② 巍科：犹高第。古代称科举考试名次在前者。
③ 阅朝轴：览朝廷之文件，借指辅弼朝政。
④ 刻棘端之沐猴：典出《韩非子·外储说左上》。战国宋有人请为燕王在棘刺的尖端刻猴，企图骗取优厚的俸禄；燕王发觉其虚妄，乃杀之。后以"棘端沐猴"喻徒费心力或欺诈诞妄。
⑤ 弸（fú 服）：弩筐也。
⑥ 结珞：即"璎珞"，原为古代印度佛像颈间的一种装饰，随佛教传入中国后，成为用珠玉串成的项饰。珞，原作"络"，诸本同，据上下文意改。
⑦ 玙璠：美玉。喻指美德或品德高洁的人。
⑧ 鼠璞：未腊制的鼠。后用以指低劣的有名无实的人或物。典出《尹文子·大道下》。
⑨ 礚磕（kāng hé 康合）：大的声音。
⑩ 駸駸（qīn qīn 亲亲）：原义为马疾驰貌。后多形容迅疾的样子。
⑪ 徽弦：指弹琴。徽，通"挥"，即"挥弦"。
⑫ 瓴甋（dì 弟）：砖瓦。

舌谰谰①而口讻讻②？

厥初生民，风淳气平，浑固敦庞，人鲜疾病。五子相荡，二气初竟，夭札疵疠，楛窳③厥性，乃有黄帝，运起天钟，传经玉版，示药昆峰，道遵岐伯，业受雷公，向天老而问凤，驱黄神以驭龙，补造化之缺漏，济民物之伤残，功与天地相并，术与鬼神通玄，遐哉邈矣，不可得而述殚。

无何鼎湖一去，攀髯长号，云迷大谷，鬼哭秋郊，黎丘④昼市，枭鸮⑤夜咷。人误药术，家习圭刀，双目戢戢⑥，众口呶呶⑦。聆其议论，则风飞云逸，溯厥指归，则烟笼雾飘，无不齿有刃而舌有剑，胸有斧而手有刀。似此悠悠，何足谈悉，遥望前修，慨而叹矣。关情玉机⑧，阻隽灵兰⑨，如墨如漆，亦几千年。谁从此日，握要照玄⑩，相煦以燠，相濯以寒。至于仆者，丘园⑪散诞，松菊徘徊，慕仲长统⑫之乐志，企赵元叔⑬之壮怀，晓云西去，夜月东来，挥落叶哀鸿之曲，倾梅花寒雪之杯，既息心以遗累，复违俗而舒襟，良无求于富贵，亦何羡乎

---

① 谰谰：诬赖的话语。

② 讻（zhǔ）讻：智慧。

③ 楛窳（kǔ yǔ 苦羽）：粗恶不精。

④ 黎丘：相传梁北黎丘部有鬼魅，好迷惑人。见《吕氏春秋·疑似》。

⑤ 枭鸮：类似猫头鹰的猛禽，常在夜间鸣叫，叫声凄厉骇人。

⑥ 戢戢：顺从貌。

⑦ 呶呶：喋喋不休。

⑧ 玉机：即《素问·玉机真藏论》篇，亦代指古代医经典籍。

⑨ 灵兰：即《素问·灵兰秘典论》篇，亦代指古代医经典籍。

⑩ 照玄：小姩嬚本亦如此，彭本及其余诸本作"钩玄"。

⑪ 丘园：《易·贲》："六五，贲于丘园，束帛戋戋。"后以"丘园"指隐居之处。

⑫ 仲长统：字公理，山阳郡高平人，东汉末年哲学家、政论家。

⑬ 赵元叔：赵壹，本名懿，东汉末年辞赋家。

卢文？乃偶撄①末疾，见误庸医，夷然太息。键户②深思，澄心凝虑，六年于兹。当其午夜篝灯，心源默辟，擢笔灵飞，抚几神骛，砉然③天开，磔然④理易，于是凿先圣未雕之璞，探千秋永坠之奇，腾幽振微，破险开迷，闳言眇⑤旨，磅礴陆离。不知兹固不足以扬天地之大化，继古圣之匡维⑥，衷群言之淆乱，回苍生之颠沛也。

呜呼！玄风既邈，大道遂沦，世憎其璞，人恶其真，率信耳而疑目，咸誉古而疵今。季主揲卦⑦，贾生⑧有居鄙之诮；子云著书⑨，刘子发覆瓿之言⑩，故孟坚寄慨于《宾戏》之作⑪，景纯⑫迷意于《客傲》之篇。纵受嗤于一世，终流⑬誉于万年，彼流俗之谣诼⑭，亦何屑而论哉。

---

① 撄：接触。
② 键户：关门闭户。
③ 砉（huā花）然：恍然大悟的样子。
④ 磔（zhé折）然：瞬间撕裂的样子，此指猛然明白。
⑤ 眇：古同"渺"，高远。
⑥ 匡维：匡正维护。
⑦ 季主揲卦：季主，即司马季主，楚人也，善以蓍草卜卦于长安东市。见于《史记·日者列传》。
⑧ 贾生：西汉贾谊，"贾生有居鄙之诮"，贾谊以司马季主占卜于市肆之中，而讥笑其无真才实学，不能处庙堂为国分忧。
⑨ 子云著书：子云，即汉代扬雄，书即扬雄所作《太玄经》。
⑩ 刘子……之言：指《汉书·扬雄传》所载："（刘歆）谓雄曰：空自苦！今学者有禄利，然尚不能明《易》，又如《玄》何？吾恐后人用覆酱瓿也。"
⑪ 孟坚……宾戏之作：汉代班固，字孟坚。《宾戏》乃班固感叹东方朔、扬雄之事而作，聊以自遣。
⑫ 景纯：晋代郭璞，字景纯。郭璞好方术，通阴阳算卜之术，曾作《客傲》以谈抱负。
⑬ 流：彭本作"留"，义胜。
⑭ 谣诼：造谣毁谤。

今子失辔于康庄之路，熏心于荣利之场，虽目动而言肆，实墨明而狐苍。乃欲持眇见以訾大道，是何异乘车鼠穴而欲穷章亥①之广狭，企足蚁封②而欲测渤海之渺茫也，不亦妄欤！

---

① 章亥：大章和竖亥。古代传说中善走之人。
② 蚁封：亦作"蛭封"。犹言蚁穴自封。

校注后记

一、作者生平

　　《素灵微蕴》由清代名医黄元御撰于乾隆五年（1740）。黄元御，名玉璐，字元御，一字坤载，号研农，别号玉楸子，山东昌邑人，生于1705年，卒于1758年。黄氏聪明过人，15岁即为诸生（秀才），30岁因庸医误药损伤一目，遂发愤习医，成为清乾隆年间著名医家，曾任清宫太医，被誉为"一代医宗"。黄氏以中气学说、阴阳升降立论，精通运气学说，明彻脏腑，娴熟脉法，组方遣药，配伍精当，疗效颇高，曾荣获乾隆帝亲题之"妙悟岐黄"。黄氏一生著作颇丰，存世医著有《素问悬解》《灵枢悬解》《伤寒悬解》《金匮悬解》《四圣心源》《素灵微蕴》等十一部。其著作大多以谈医理、方意、药理为主，除《素灵微蕴》卷三、卷四外，无相关医案存世。

　　对于黄氏的学术思想，历代学者颇多争议。《清史稿》称黄氏于《素问》《灵枢》《难经》《伤寒论》《金匮玉函经》皆有注释，凡数十万言。自命甚高，喜更改古书，以伸己说。其论治病，主张扶阳以抑阴。黄氏书中对于金元之后绝大多数名医，诸如刘完素、朱丹溪、薛己、张景岳、赵献可等均持激烈抨击态度，被后世很多医家认为所持观点过于偏激。然黄氏扶阳之说也得到后世一些持类似观点的医家认可，首刊者张琦在序文中提到"俗学谬妄，广设方论，伐阳滋阴，数十百年"，"得先生此书，绎其义，通其法，其于治也，庶有瘳乎！"非常鲜明地表明了支持黄氏学说的态度，晚近扶阳派颇有兴起之势，其间亦颇多推崇黄元御者。

黄氏十分尊崇《内经》，刻意精研，终生不倦。《素灵微蕴》是作者一生研习《素问》《灵枢》之心得体会，以胎化、藏象、经脉、营卫、脏候、五色、五声、问法、诊法、医方为十篇，又病解十六篇，多附医案研讨，与其他医家论《内经》每多单论医理不同，颇具特色。本书撰成后，未立即刊刻，以抄本形式在民间流传多年，如《四库全书总目·素灵微蕴四卷》提要所据版本即"编修周永年家藏本"，但是此类珍贵的手抄本此次版本调研过程中没有任何发现。经过九十年左右的传抄，至清道光十年（1830）阳湖张琦首次刊行。

二、版本流传

《素灵微蕴》现存版本十余种，主要有：清道光十年庚寅（1830）阳湖张琦宛邻书屋刻本；清咸丰二年壬子（1852）小嬛嬛山馆刻本；清咸丰十年庚申（1860）长沙徐树铭燮和精舍刻《黄氏医书八种》本；清同治五年丙寅（1866）陈氏爱竹山房刻本；同治七年戊辰（1868）江夏彭器之《黄氏遗书八种》刻本等。

此书部分版本刻工粗糙，相较而言，上海中医药大学图书馆藏道光十年（1830）闰月宛邻书屋初刻本最为精善，且刊印最早，印刷较精。故以之为底本，以清咸丰二年（1852）壬子小嬛嬛山馆刻本、同治七年（1868）戊辰江夏彭器之《黄氏遗书八种》刻本等为主校本，以清咸丰十年庚申长沙徐树铭燮和精舍刻《黄氏医书八种》本等为参校本。

三、相关问题探讨

《素灵微蕴》从医理谈临床，以临床验医理，二者相合而阐述研究《内经》真义。这种形式在古今研究《内经》书籍中为数不多，对《内经》理论与临床结合颇有价值。

《内经》是中医药学经典中的经典，历代极为重视，但大多以理论阐述和文字校注考释为主，黄元御于《素灵微蕴》中别开生面地创造了一种前面谈《内经》理论，后面以医案阐述理论价值所在的研究形式。黄氏本人医学论著不少，史载黄氏临床极为灵验，但是无成形的医案流传于世，因此，《素灵微蕴》卷三、卷四中所载十六则以《素问》《灵枢》经义阐发解释的医案对于考察黄元御临床实效可以说是个管中窥豹的窗口。

纵观黄元御《素灵微蕴》医案十六解，病因辨证大多归为土湿、木郁、浊逆，其中核心是土湿，黄氏认为太阴土湿中气不运，则厥阴风木疏泄不利，阳明燥金浊逆上泛，因此治法以燥土、疏木、降逆三法为主。

黄氏以"中气升降"学说立论，认为"中气者，阴阳升降之枢轴也"。"人之中气，左旋而化脾土，右转而化胃土。中气健旺，阴阳不偏，则胃气下行，浊阴右降，清虚而善容，脾气上行，清阳左升，温暖而善消。枢轴运动，水谷消磨，精华上奉，渣滓下传"。"中气在阴阳之交，水火之分，不燥不湿，不热不寒。脾升则阳气发生而化温，胃降则阴气收敛而化燥，清阳化火乃为热，浊阴化水乃为寒。然则坎离之本，是在戊己，戊己之原，实归中气"。"中者，四维之枢也，中气运则脾升而胃降，脾土左升，肝血上行而化心火，阳气发生；胃土右降，肺气下行而化肾水，阴气收敛"。可以看出，黄氏以中气为核心，中气是阴阳升降的枢纽；以脾升、胃降为支撑，脾土左升而肝血上行化心火，胃土右降而肺气下行化肾水，从而旁达四脏，这样"中气升降"体系基本完备。

笔者不揣冒昧尝试着将黄氏中气升降学说归纳如下：一个核心：即中气。两个要点：阴阳升降，脾升胃降。三方协调：脾胃土为中，肝木心火为一方，肺金肾水为一方，木火、金水受中土之调控，以使整个五行正常运转。

以治脾土为核心的临床思想，与"中气学说"是一脉相承的，从笔者浅陋的研究中发现，这与黄氏对于道家内丹学说吸收引用有关。内丹学说认为：戊己脾土为"黄婆"，乃是真意所归，是控制和协调木火、金水其他四行的，木火相合是易升腾之物（真汞），金水相生是沉重易降之物（真铅），修炼内丹者当以"黄婆"（真意）控制使木火、金水四行在体内和谐运行。与道学思想有千丝万缕联系的中医学，对于道学理论的摄取历来很多，黄元御对丹道理论的借鉴是值得研究和探讨的。

总 书 目

本　草

方　书

医便

卫生编

袖珍方

仁术便览

古方汇精

圣济总录

众妙仙方

李氏医鉴

医方丛话

医方约说

医方便览

乾坤生意

悬袖便方

救急易方

程氏释方

集古良方

摄生总论

摄生秘剖

辨症良方

活人心法（朱权）

卫生家宝方

见心斋药录

寿世简便集

医方大成论

医方考绳愆

鸡峰普济方

饲鹤亭集方

临症经验方

思济堂方书

济世碎金方

揣摩有得集

呕斋急应奇方

乾坤生意秘韫

简易普济良方

内外验方秘传

名方类证医书大全

新编南北经验医方大成

临证综合

医级

医悟

丹台玉案

玉机辨症

古今医诗

本草权度

弄丸心法

医林绳墨

医学碎金

医学粹精

医宗备要

医宗宝镜

医宗撮精

医经小学

医垒元戎

证治要义

松厓医径

扁鹊心书

素仙简要

V